Ghada Bouslama
Nour Ben Messaoud

Técnicas de aumento do osso horizontal em implantologia

Ghada Bouslama
Nour Ben Messaoud

Técnicas de aumento do osso horizontal em implantologia

novidades e inovações

ScienciaScripts

Imprint
Any brand names and product names mentioned in this book are subject to trademark, brand or patent protection and are trademarks or registered trademarks of their respective holders. The use of brand names, product names, common names, trade names, product descriptions etc. even without a particular marking in this work is in no way to be construed to mean that such names may be regarded as unrestricted in respect of trademark and brand protection legislation and could thus be used by anyone.

Cover image: www.ingimage.com

This book is a translation from the original published under ISBN 978-620-6-72292-2.

Publisher:
Sciencia Scripts
is a trademark of
Dodo Books Indian Ocean Ltd. and OmniScriptum S.R.L publishing group

120 High Road, East Finchley, London, N2 9ED, United Kingdom
Str. Armeneasca 28/1, office 1, Chisinau MD-2012, Republic of Moldova, Europe
Printed at: see last page
ISBN: 978-620-8-25362-2

Conteúdo

INTRODUÇÃO

A reabilitação implanto-suportada de dentes edêntulos, parciais ou totais, é atualmente considerada uma opção de tratamento altamente previsível, oferecendo resultados fiáveis a longo prazo. No entanto, em casos de volume ósseo insuficiente, a colocação de implantes pode ser comprometida ou mesmo impossível. Nestas circunstâncias, um procedimento de aumento ósseo torna-se essencial para promover a osteointegração do implante e garantir o sucesso do tratamento a longo prazo.

A espessura óssea insuficiente é uma ocorrência frequente. Estes defeitos ósseos horizontais podem ser causados por várias patologias, tais como periodontite, infeção, trauma ou reabsorção óssea pós-extração.

A gestão de defeitos ósseos horizontais pode ser um desafio para os dentistas quando planeiam e posicionam implantes. São utilizadas várias técnicas para corrigir defeitos ósseos horizontais e assegurar uma colocação bem sucedida do implante. Estas incluem a utilização de técnicas de regeneração óssea guiada, enxerto de aposição de osso autógeno e expansão óssea para aumentar a largura do osso através de osteotomia.

Cada uma destas técnicas tem as suas próprias vantagens e desvantagens, e a sua seleção dependerá das necessidades específicas do doente e das competências do profissional.

O objetivo desta tese é evidenciar as diferentes técnicas de tratamento de defeitos ósseos horizontais em implantologia dentária, através da análise de uma série de casos clínicos e de uma revisão recente da literatura científica, destacando as vantagens e desvantagens de cada abordagem, bem como as evidências científicas que suportam a sua eficácia. Serão também analisados os factores que predizem o sucesso ou insucesso das várias técnicas.

CAPÍTULO I

1. ETIOLOGIA DOS DEFEITOS ÓSSEOS HORIZONTAIS

1. ETIOLOGIA DOS DEFEITOS ÓSSEOS HORIZONTAIS

1.1. Cicatrização alveolar e reabsorção pós-extração

Após a avulsão dentária, inicia-se o processo de cicatrização, acompanhado de reabsorção óssea do osso alveolar, que continua a ser um fenómeno incontornável que conduz a situações estéticas e funcionais pré-implantares desfavoráveis.

A partir do vigésimo dia após a extração, a neossíntese óssea é evidenciada pelo aparecimento de trabéculas ósseas neoformadas, e a osteossíntese completa-se 15 semanas depois. Este facto deve-se à elevada atividade osteoclástica que ataca as superfícies externas vestibular e lingual, sendo a alveólise mais acentuada na região vestibular do que na região lingual/palatina (Figura 35). Embora contínua ao longo da vida, esta reabsorção é maior nos primeiros meses após a extração, com uma redução da largura da creta de até 50% no primeiro ano após a perda de um dente pré-molar e molar, ou dois terços das alterações totais ocorrendo nos primeiros 3 meses após a extração.(1) (2)

Esta perda é, em média, de 40% em altura e 60% em largura da creta nos 6 meses após a avulsão. (Agarwa et al 2012) (2)

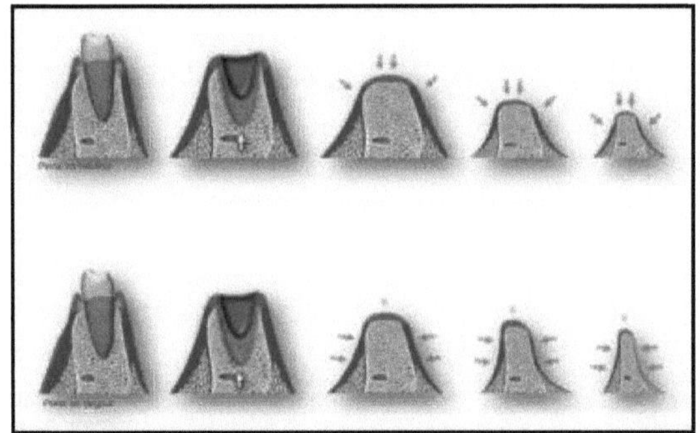

Figura 1. Altura e largura da perda óssea após a extração (3)

Um estudo realizado por Sandra Sahur et al (4) na tabela abaixo mede a perda óssea vertical e horizontal média após a extração dentária, clínica e radiograficamente, em locais molares e não molares:

Tabela I. Tabela representativa das perdas ósseas horizontais e verticais resultantes de análises quantitativas (4)

<table>
<tr><td></td><td colspan="3">Locais não molares</td><td colspan="3">Sítios molares</td></tr>
<tr><td></td><td>Perda horizontal</td><td colspan="2">Perda vertical</td><td>Perda horizontal</td><td colspan="2">Perda vertical</td></tr>
<tr><td rowspan="2">Radiologia</td><td rowspan="2">2,54 mm</td><td>Dimensão vestibular</td><td>Dimensão lingual</td><td rowspan="2">3,61 mm</td><td>Dimensão vestibular</td><td>Dimensão lingual</td></tr>
<tr><td>1,65 mm</td><td>1,44 mm</td><td>1,46 mm</td><td>1,20 mm</td></tr>
<tr><td>Aspectos clínicos</td><td>2,73 mm</td><td>1,71 mm</td><td>1,44 mm</td><td></td><td></td><td></td></tr>
</table>

Um estudo de 50 pacientes realizado por Covani em 2011 mostrou que a alveólise assume um padrão muito específico; é produzida principalmente no centro do alvéolo, enquanto as áreas proximais mesiais e distais adjacentes às áreas periodontais saudáveis permanecem quase inalteradas às 8 semanas de cicatrização, uma vez que são suportadas pelo ligamento periodontal (PDL) dos dentes vizinhos (1) (2).

A reabsorção pós-extração parece ser influenciada por fatores como a espessura da cortical vestibular e a angulação do dente. A espessura da cortical é um fator determinante, e quanto mais espessas forem as paredes, medidas pela tomografia volumétrica de feixe cônico, menor será a reabsorção óssea. Foi demonstrado que a parede vestibular da maxila no sector incisivocanino é particularmente afetada por este fenómeno, uma vez que a cortical óssea é particularmente fina. (1) (2)

Além disso, um estudo clínico e radiológico utilizando tomografia volumétrica de feixe cónico mostrou que a reabsorção óssea pós-extração é influenciada pelo biótipo periodontal e pela espessura da cortical óssea.

No biótipo periodontal fino com espessura de osso cortical inferior ou igual a 1 mm, a reabsorção resultou numa perda óssea vertical mediana de 7,5 mm, equivalente a 62% da altura óssea facial inicial após 8 semanas de cicatrização (Figura 36). Em contraste, em pacientes com um fenótipo espesso com um osso cortical espesso superior a 1 mm, a perda óssea vertical mediana foi de apenas 1,1 mm, ou 9% (2).

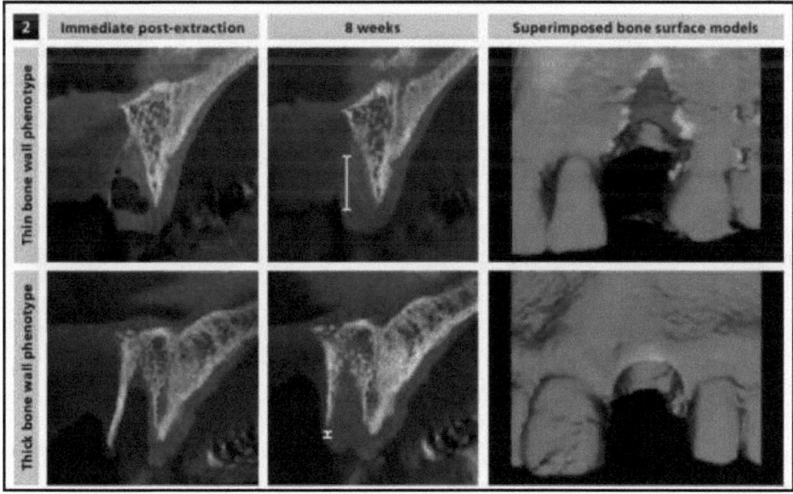

Figura 2. Reabsorção óssea nos fenótipos de paredes espessas e de paredes finas: secções sagitais e imagens 3D. (2)

1.2. Outras causas de defeitos ósseos

- **Doença periodontal:** a periodontite caracteriza-se pela deterioração dos tecidos que suportam os dentes, incluindo principalmente o osso alveolar. Vamos assumir que a diabetes e o tabagismo podem ser causas indirectas de defeitos ósseos, uma vez que os doentes diabéticos e os fumadores são frequentemente propensos à doença periodontal.
- **Doenças ósseas metabólicas que perturbam o metabolismo ósseo:** hiperparatiroidismo, raquitismo resistente à vitamina D, cancro ósseo Doença de Paget, pós-menopausa ou osteoporose induzida por corticosteróides. (5)
- **Quistos e tumores**: A perda óssea está relacionada com o volume inicial e o desenvolvimento do tumor ou quisto, ou com o procedimento cirúrgico, que pode resultar num defeito ósseo pós-cirúrgico.
- **Procedimentos cirúrgicos mutilantes:** extracções traumáticas, avulsões de dentes impactados, cirurgia de ressecção apical.
- **Traumatismo alvéolo-dentário:** Quando ocorre, este tipo de traumatismo pode levar a defeitos ósseos significativos no alvéolo, manifestados por uma perda de volume ósseo, deformação do alvéolo ou reabsorção óssea.
- **Pneumatização do seio maxilar**: é de origem fisiológica, observada após a extração dos dentes maxilares posteriores, e pode ser explicada pela fina cortical óssea das raízes dos dentes que se projecta para o interior do seio. Esta cortical óssea pode ser deslocada ou fracturada após a avulsão dentária, permitindo a expansão do seio maxilar. Este facto, juntamente com a reabsorção pós-extração, resulta numa perda óssea acentuada na região óssea posterior (6).
- **Defeitos ósseos de origem congénita**: fendas alveolares, micrognatia, oligodontia e agenesia: o desenvolvimento ósseo está ligado à presença de dentes e, na ausência de dentes, existe uma deficiência óssea oposta aos dentes.

CAPÍTULO II

2. CLASSIFICAÇÃO DOS DEFEITOS ÓSSEOS

2. CLASSIFICAÇÃO DOS DEFEITOS ÓSSEOS

Seibert (1983) considerou 3 categorias para classificar os diferentes aspectos da insuficiência óssea alveolar de acordo com os seus componentes horizontal e vertical (figura 37):

- **Classe I:** Defeito ósseo na região vestíbulo-lingual/palatal com altura óssea normal. (Perda óssea horizontal)
- **Classe II:** Defeito ósseo corono-apical com espessura óssea normal. (Perda óssea vertical)
- **Classe III:** Defeito ósseo combinado, nas duas direcções vestíbulo-lingual e corono-apical. (7)

É de notar que o prognóstico parece ser mais favorável nos casos de perda óssea horizontal (em comparação com um defeito vertical ou combinado), e menos favorável se faltarem vários dentes ou se houver uma perda significativa de ligação aos dentes adjacentes.

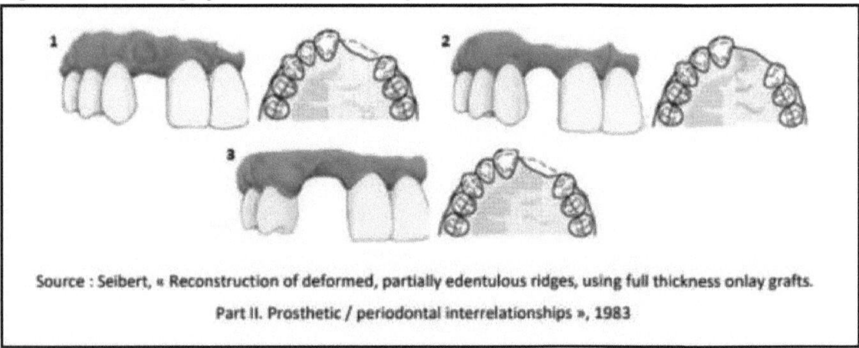

Source : Seibert, « Reconstruction of deformed, partially edentulous ridges, using full thickness onlay grafts. Part II. Prosthetic / periodontal interrelationships », 1983

Figura 3: Classificação dos defeitos ósseos de acordo com Seibert 1983 (7)

Esta classificação não dá qualquer ideia do carácter quantitativo da perda, que parece ser um guia importante para estabelecer o plano de tratamento do defeito ósseo. Allen et al (1985) sugeriram, por isso, uma classificação baseada no grau de gravidade do defeito alveolar:

- Perda óssea < 3 mm: **ligeira**
- Perda óssea entre 3 mm e 6 mm: **moderada**
- Perda óssea > 6mm: **grave (7)**

É de salientar que existem outras classificações de deficiências ósseas:

Tabela II. Tabela de resumo das diferentes classificações dos defeitos ósseos alveolares (8)

Autor e data	Critérios	Vantagem	Inconveniente	Classificação
Seibert (1983)	Direção da perda óssea.		Não há avaliação quantitativa da perda óssea.	Classe I: perda óssea vestíbulo-lingual + altura normal da crista. Classe II: perda óssea vertical + cavidade de largura normal. Classe III: perda óssea vertical e horizontal.
Allen (1985)	Grau de perda óssea.	Mais exatamente.		Perda óssea < 3 mm: ligeira 3mm < Perda óssea < 6mm: moderada Perda óssea > 6mm: grave
Lekholm e Zarb (1985)	Grau de perda óssea.	Classificação da qualidade óssea.	Nenhuma apreciação na direção vestíbulo-lingual.	Classe A: creta alveolar normal. Classe B: ligeira reabsorção da creta. Classe C: osso alveolar completamente reabsorvido, osso basal intacto. Classe D: reabsorção do osso basal.
Cawood e Howell (1988)	A quantidade de osso residual.	Apreciar o relevo do Creta.		Classe I: arco serrilhado. Classe II: altura do osso após avulsão. Classe III: crista arredondada de altura e espessura normais. Classe IV: crista muito fina, altura normal. Classe V: Creta plana, muito reabsorvida. Classe VI: Creta negativa com reabsorção do osso basal
Jensen (1999)	Altura óssea residual.		Nenhuma apreciação na direção vestíbulo-lingual.	Classe A: osso residual>10mm, um implante de 10mm é completamente coberto por osso. Classe B: 7 mm<osso residual<9 mm, 70-90% de um implante de 10 mm é coberto por osso. Classe C: 4mm<osso residual<6mm, 40-60% de um implante de 10mm é coberto por osso. Classe D: 1mm<osso residual<3mm, 10-30% de um implante de 10mm é coberto por osso.
Gardella e	Avaliação			Classe I : - limitada a 1 ou 2 dentes -3 ou

Renouard (1999)	dos componentes mesio- distal- vestibulolítico ngual/ palatino- dimensão vertical.			4 paredes ósseas residuais (vestíbulo-lingual) -por vezes perda óssea vertical significativa (A, B, C, D) Classe II : (em ponta de faca) - lacuna dentária limitada a 3 ou 4 dentes -1 ou 2 paredes ósseas residuais no sentido vestíbulo-lingual - perda óssea vertical de tipo B ou C Classe III: perda ligeira de substância - lacuna dentária limitada a um ou mais dentes -3 ou 4 paredes ósseas residuais no sentido vestíbulo-lingual - perda óssea vertical reduzida (A, B)
Wanget Schammari (2005)	O significado e o grau de perda osso.			Defeitos horizontais, verticais e combinados, sendo cada classe definida como pequena (P<3mm), média (M, entre 4 e 6mm) e grande (G>7mm).

CAPÍTULO III

3.

EXAME CLÍNICO PRÉ-IMPLANTAÇÃO

3. EXAME CLÍNICO PRÉ-IMPLANTAÇÃO

O objetivo da colocação de implantes é sempre o de proporcionar uma reabilitação protética estética e funcional. Por conseguinte, é essencial não conceber a prótese de acordo com o eixo do implante, que por sua vez é determinado pelo volume ósseo disponível. Em vez disso, o implante deve ser posicionado de acordo com a futura prótese.

Quando o volume ósseo disponível não permite um posicionamento condizente com o plano protético previamente estudado, denomina-se insuficiência de volume ósseo transversal. Nos casos em que os aspectos anatómicos e protéticos diferem pouco, é possível alinhá-los utilizando pilares angulados. No entanto, se as discrepâncias forem significativas, será necessário recorrer a técnicas cirúrgicas para aumentar o volume ósseo.

É, portanto, essencial diagnosticar e demonstrar a insuficiência transversal do volume ósseo para garantir o sucesso do projeto protético subsequente.

3.1. Anamnese

É essencial que o historial médico e cirúrgico do paciente seja feito em primeiro lugar, de modo a antecipar a presença de defeitos ósseos resultantes de doenças que causam reabsorção.

Além disso, certas doenças ou hábitos podem contraindicar a utilização de enxertos ósseos pré-implantares, tais como o tabagismo, os pacientes multiarticulados com elevado risco de infeção, os pacientes não motivados, etc. Por conseguinte, devem ser consideradas outras soluções protéticas.

É importante conhecer a causa da perda de dentes, uma vez que esta pode estar intimamente ligada à perda óssea.

Por exemplo, os estádios avançados da periodontite (estádios 3 e 4) levam à perda de um ou mais dentes acompanhada de uma reabsorção óssea significativa que atinge 50% ou mais do osso alveolar (9). Não esquecendo a estreita relação entre a doença periodontal, a diabetes (10) e o tabagismo (11), sendo que este último não só complica a periodontite e, por conseguinte, provoca uma perda óssea muito significativa, como também influencia negativamente a qualidade da cicatrização pós-implante, aumentando assim o risco de peri-implantite.

Para limitar o insucesso, o médico deve impor recomendações como: reduzir ao máximo o número de cigarros nos doentes que fumam (5 cigarros/dia), contactar o médico que trata os doentes diabéticos para equilibrar a diabetes.

3.2. Exame endobucal

É possível deduzir, por inspeção ou palpação, que existe um defeito ósseo horizontal, que se manifesta por um adelgaçamento da parede alveolar com uma depressão vestibular, claramente percetível, especialmente à palpação, se ainda existirem dentes na vizinhança imediata da área deficiente. Numa fase avançada, o aspeto é o de uma crista em "ponta de faca". Quanto maior for o número de dentes em falta, mais acentuado é o defeito horizontal.

Em alguns casos, a mucosa espessa de cobertura pode mascarar o osso fino e, por conseguinte, distorcer o diagnóstico de um defeito ósseo horizontal, razão pela qual deve ser efectuado um exame radiológico para verificar a presença deste defeito.

3.3. Exame radiológico por tomografia computorizada de feixe cónico (CBCT)

Atualmente, esta técnica radiológica é o gold standard na avaliação pré-implantar, permitindo evidenciar as deficiências ósseas, determinar as áreas de colheita de osso autógeno e definir com precisão os elementos anatómicos a preservar, como o seio maxilar, o canal nasopalatino, o canal mandibular e o forame mentoniano. Isto deve-se aos cortes coronais oblíquos que fornece, permitindo a visualização das arcadas nas 3 direcções espaciais (12).

Atualmente, esta técnica é utilizada para reavaliar a densidade do osso trabecular, que desempenha um papel importante na escolha da técnica de aumento ósseo horizontal. Em 2023, foi proposta uma nova classificação da qualidade do osso no local do futuro implante, com base no feixe cónico, que combina 2 subclassificações de osso cortical e osso esponjoso da seguinte forma: o osso cortical é classificado de acordo com a espessura do córtex vestibular e o osso esponjoso é classificado de acordo com a densidade radiológica. Obtêm-se assim 9 classificações (figura 35)

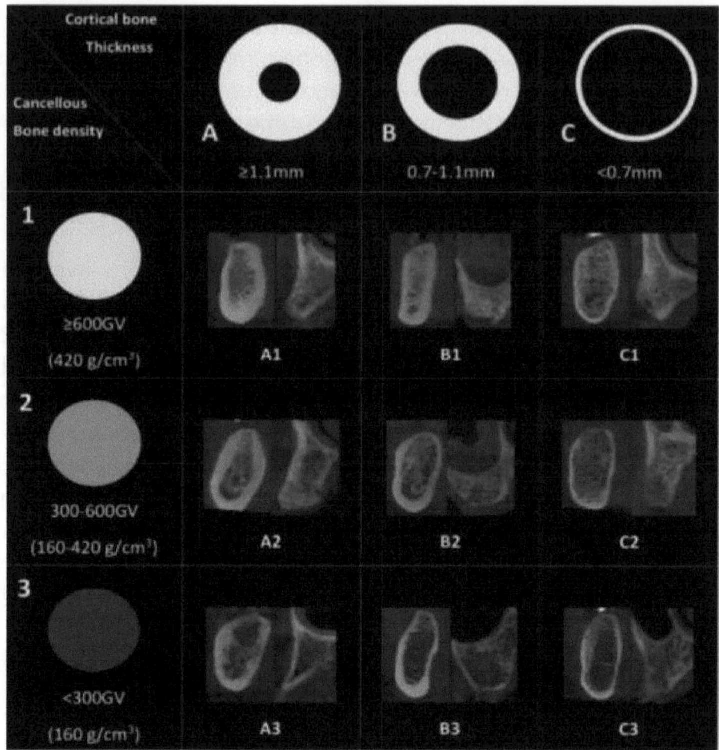

Figura 4. A nova classificação óssea; três espessuras diferentes (A, B e C) de osso cortical e três densidades diferentes (1, 2 e 3) de osso esponjoso (13).

Além disso, o exame CBCT com ficheiros em formato DICOM oferece ao médico a possibilidade de reconstruir as suas próprias imagens, navegar no volume adquirido e simular a colocação de implantes em reconstruções 3D utilizando software de planeamento digital, respeitando as distâncias de segurança necessárias para o posicionamento correto dos implantes.

Estas distâncias de segurança representam uma das bases da análise pré-implantação que pode confirmar a existência de um defeito ósseo e correspondem aos volumes ósseos que devem ser preservados à volta do implante nas 3 direcções do espaço, sem esquecer de ter em conta o diâmetro do implante escolhido. (14)(15)

Na direção vestíbulo-lingual, é imperativo manter uma distância de 1mm vestibularmente e lingualmente, de modo a garantir uma vascularização aceitável para permitir a osteointegração do implante (figura 38). Na região anterior do maxilar, devem ser deixados 2mm nesta direção, uma vez que esta região é mais propensa à reabsorção centrípeta (14).

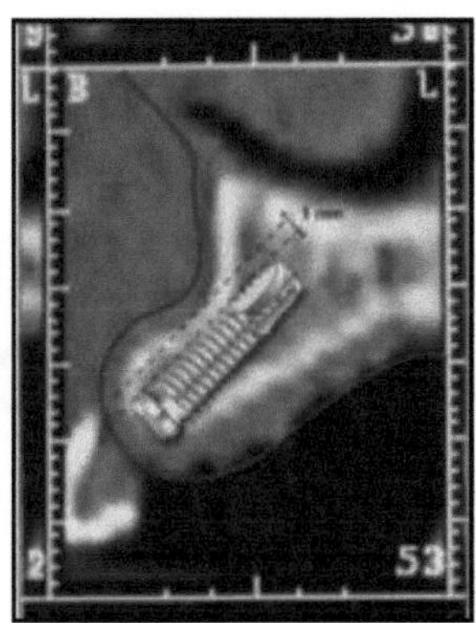

Figura 5. Posicionamento vertical e vestíbulo-lingual ao longo do eixo da prótese com 1 mm de osso vestibular (14)

O planeamento digital permite, portanto, estimar o volume ósseo disponível em função da posição e dos diâmetros dos implantes e, como resultado, podem ser encontrados vários casos: (16)(17)

- A solução protética está em conformidade com o volume ósseo subjacente: esta é a situação ideal para a colocação do implante.
- O plano protético não está perfeitamente de acordo com o volume ósseo disponível: neste caso, devem ser utilizadas soluções como a idealização da posição do implante, a utilização de truques protéticos ou a indicação de uma cirurgia pré-implantar para corrigir o defeito ósseo.
- O plano protético e o volume ósseo estão em total desacordo: por outras palavras, existe um verdadeiro defeito ósseo. As técnicas de reconstrução óssea devem, portanto, ser consideradas previamente, a fim de aumentar o volume ósseo para permitir a colocação de implantes, ou utilizar terapias alternativas à implantologia, como as próteses dentárias convencionais (16).

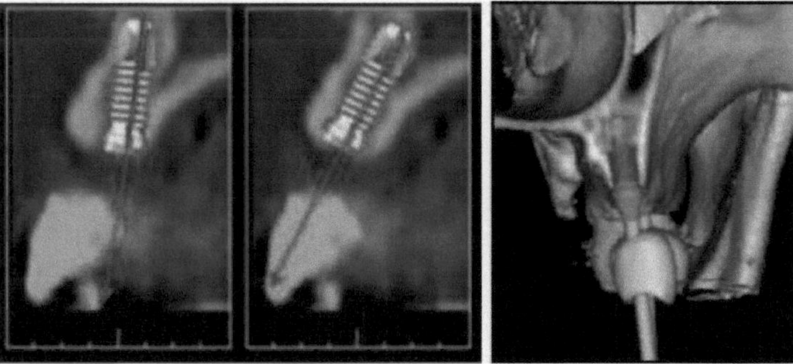

Figura 6. Simulação numérica do posicionamento do implante em função do projeto protético (16)

CAPÍTULO IV

4.
TÉCNICAS DE AUMENTO OSSO HORIZONTAL

4. TÉCNICAS DE AUMENTO ÓSSEO HORIZONTAL

4.1. Regeneração óssea guiada (ROG)

Esta é a técnica cirúrgica mais documentada e amplamente utilizada em implantologia, e foi descrita pela primeira vez nos anos 90 por Hurley et al, com protocolos que evoluíram nos 30 anos seguintes (Figura 38). (18)

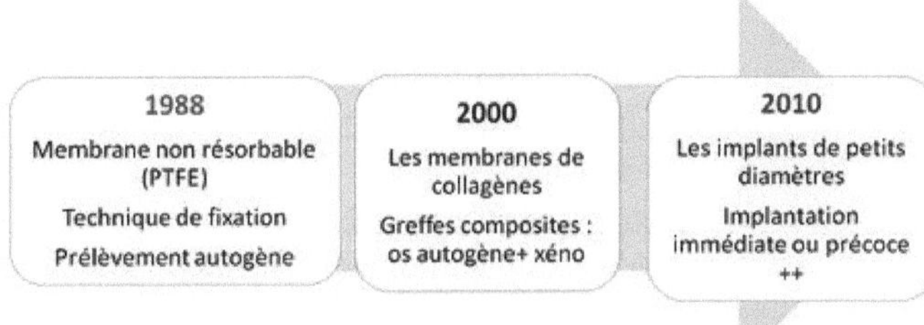

Figura 7. Evolução do GBR desde o final dos anos 80 (18)

A ROG aumenta o volume ósseo através de membranas de barreira que servem para proporcionar um espaço propício à osteogénese. Estas membranas são combinadas com materiais de preenchimento ósseo que desempenham um papel na otimização da neoformação óssea e na manutenção do espaço cicatricial (Figura 39) (18) (19).

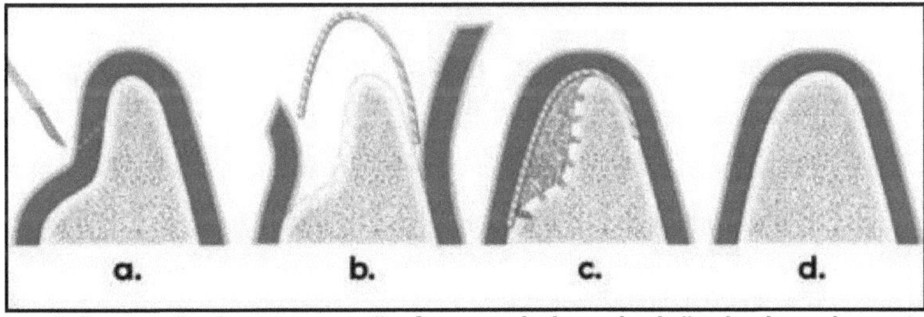

Figura 8: Ilustração da regeneração óssea guiada: a: incisão; b: descolamento do retalho e inserção da membrana; c: preenchimento do espaço com um substituto ósseo + inserção e fixação da membrana com pinos + encerramento da ferida; d: neoformação óssea e correção do defeito ósseo (20).

4.1.1. Princípio biológico

O princípio biológico da ROG deriva do mesmo princípio da regeneração tecidular guiada (ROG), que se baseia na noção de exclusão celular. De facto, é aceite que as células que primeiro povoam a área de uma ferida determinam o tipo de tecido que acabará por ocupar o espaço original, de acordo com o princípio "primeiro a chegar, primeiro a ser servido". Desta forma, os princípios da RTG foram aplicados à regeneração do tecido ósseo, e uma grande série de experiências com animais e estudos clínicos demonstraram que, uma vez isolado o defeito ósseo por uma barreira física, desde que não esteja exposto ao ambiente oral, existem então condições óptimas para o crescimento de vasos sanguíneos no osso residente, permitindo que as células estaminais e as células osteoprogenitoras se diferenciem em osteoblastos, que produzem a matriz óssea, pelo que haverá neoformação óssea a este nível. (18) (19)

O sucesso da regeneração óssea guiada baseia-se no cumprimento dos princípios biológicos conhecidos como PASS (figura 41). (21) (22)

- **Manutenção de um espaço cicatricial** com um fornecimento vascular suficiente para garantir a neoformação óssea.
- **A estabilidade do coágulo sanguíneo inicial**, que estará na origem do processo de regeneração óssea.
- **A exclusão de células não osteogénicas** do tecido conjuntivo gengival e do epitélio, que competiriam com a neoformação óssea desejada, através da criação de uma barreira física.
- ^{er}**Suturas gengivais sem tensão** para assegurar a estabilidade da ferida e a cicatrização da mucosa por 1 intenção.

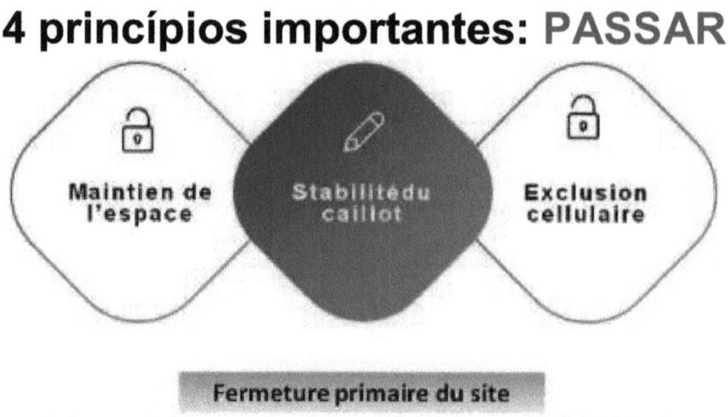

Figura 9. Os 4 princípios biológicos da ROG (21)

4.1.2. Os elementos ROG

4.1.2.1. Membranas

Esta membrana tem 3 funções principais: (18) (19)

- **Função mecânica**: criar um espaço adequado para a formação do osso. Por conseguinte, deve ser suficientemente rígido para manter este espaço.
- **Papel físico**: actua como um filtro, inibindo a passagem de células epiteliais e conjuntivas e permitindo a passagem de mediadores da vascularização e da cicatrização.
- **Papel de um estabilizador** de coágulos sanguíneos e material de enchimento.

Existe uma vasta gama de membranas disponíveis para procedimentos de regeneração óssea guiada, estes materiais cumprem requisitos e caraterísticas básicas, tais como:

- Biocompatibilidade.
- Exclusão de células.
- A capacidade de criar um espaço e de o manter.
- Integração dos tecidos.
- Degradabilidade.
- Facilidade de manuseamento clínico.
- Suscetibilidade a complicações(18)(19)

Estas membranas de barreira são classificadas em 2 tipos: membranas não absorvíveis e membranas absorvíveis (tabela). As membranas reabsorvíveis são ainda classificadas, de acordo com a sua origem, em membranas naturais e membranas sintéticas.

Tabela III. Diferentes tipos de membranas utilizadas nos procedimentos ROG(19)

Membranas não reabsorvíveis	Membranas reabsorvíveis	
	Natural	Sintético
e-PTFE (politetrafluoroetileno expandido) d-PTFE (politetrafluoroetileno denso) Membrana de titânio	Colagénio nativo Retículo de colagénio	Poliglactina Poliuretano Ácido poliláctico Ácido poliglicólico Copolímeros de ácido poliláctico e ácido poliglicólico Polietilenoglicol

► Membranas não reabsorvíveis

As membranas não absorvíveis mais frequentemente utilizadas são as membranas de e-PTFE (politetrafluoroetileno expandido), que foram desenvolvidas em 1960.

A natureza hidrofóbica e quimicamente inerte do PTFE também torna este biomaterial não absorvível. De facto, é resistente à degradação enzimática pelos tecidos do hospedeiro e micróbios, e não induz reacções imunológicas inflamatórias. A maior vantagem reside na sua excelente função de barreira em contacto com o defeito ósseo (18)(19).

A membrana também se caracteriza pela sua estrutura porosa, que é obtida através da exposição do PTFE a uma elevada tensão de tração, o que provoca a sua expansão e a formação de uma microestrutura porosa. Além disso, a membrana de e-PTFE é composta por 2 partes que diferem na sua densidade: a parte mais densa é a parte interna (central), situada no lado oposto ao defeito ósseo, com um tamanho de poro inferior a 8 pm para permitir a troca de fluidos e evitar a infiltração de células epiteliais e conjuntivas indesejáveis. Em contrapartida, a microestrutura da parte exterior, que estará em contacto com o osso no bordo do defeito, é menos densa, contendo poros com 20 a 25 pm de largura e uma estrutura de superfície que favorece a adesão de coágulos sanguíneos e a fixação de tecido conjuntivo mole à membrana, conduzindo, em última análise, à integração dos tecidos. (18)(19)

d-PTFE: O PTFE de alta densidade difere do e-PTFE na medida em que contém poros numa escala submicrónica (0,2 pm), pelo que a infiltração e a adesão bacterianas serão eliminadas devido à sua elevada densidade e ao tamanho reduzido dos poros. Além disso, na presença de d-PTFE, o encerramento dos tecidos moles torna-se desnecessário, uma vez que proporciona a cicatrização dos tecidos com uma membrana de barreira exposta em segurança à cavidade oral, limitando o risco de infeção após a exposição da membrana (18)(19).

De facto, foi relatado um aumento da taxa de complicações dos tecidos moles após a exposição prematura da membrana como uma desvantagem da utilização de membranas de e-PTFE, para não mencionar o seu manuseamento difícil devido à sua natureza hidrofóbica e problemas com o colapso da membrana. Uma vez exposta à cavidade oral, a superfície porosa das membranas de e-PTFE é rapidamente colonizada por micróbios orais.

Este facto conduz frequentemente a uma infeção dos tecidos adjacentes e à necessidade de remoção precoce da membrana, o que prejudica a regeneração óssea (19).

Além disso, as membranas de PTFE não são suficientemente rígidas para manter o espaço cicatricial. Para ultrapassar este problema de colapso, a membrana de PTFE pode ser estabilizada mecanicamente com titânio, conhecido como PTFE reforçado com titânio. Em alternativa, podem ser utilizadas membranas de malha metálica feitas de titânio ou de uma liga de titânio e de uma liga de cobalto-crómio (18)(19).

Hoje em dia, com o advento da digitalização e da tecnologia de impressão tridimensional, estão disponíveis outras técnicas para garantir melhor a manutenção do espaço, estão a ser desenvolvidas membranas de barreira personalizadas, tridimensionais (3D) e pré-formadas com propriedades mecânicas favoráveis para garantir uma regeneração óssea ideal. Os avanços no planeamento 3D moderno assistido por computador e a aplicação de design assistido por computador ou fabrico assistido por computador (Oberoi et al., 2018) facilitaram o fabrico de titânio personalizado (Ikawa et al, 2016), poliéter-éter-cetona (PEEK) (El Morsy et al., 2020), hidroxiapatite não sinterizada/poli-L-lactido (uHA/PLLA) (Matsuo et al., 2010) e zircónia para se adaptarem às formas anatómicas das áreas de defeitos ósseos, a fim de manter melhor o espaço e conseguir uma reconstrução precisa do volume (Vaquette et al., 2021).

No entanto, a principal desvantagem da membrana não absorvível é a necessidade de uma segunda operação para remover a membrana, o que está associado à morbilidade do doente e ao risco de danos nos tecidos durante a operação.

As membranas reabsorvíveis foram desenvolvidas para ultrapassar estes inconvenientes e simplificar os protocolos cirúrgicos.

► **Membranas reabsorvíveis (18)(19)**

As membranas bioreabsorvíveis ou biodegradáveis degradam-se no organismo e desaparecem com o tempo. Por conseguinte, têm a vantagem de eliminar a necessidade de uma cirurgia adicional para remover a membrana e expor o osso regenerado.

Existem duas categorias principais de membranas bioreabsorvíveis: polímeros sintéticos e polímeros derivados de várias fontes animais. Cada categoria tem propriedades físico-químicas e efeitos biológicos distintos. O que mais nos interessa é o processo de degradação destas membranas, que tem uma influência importante no resultado, porque se a degradação ocorrer muito rapidamente, a membrana deixará de ser capaz de desempenhar a sua função de barreira, e os produtos de degradação podem contribuir para reacções tecidulares desfavoráveis, incluindo reacções de corpos estranhos, que podem impedir a integração dos tecidos, a cicatrização de feridas e a formação óssea, ou mesmo levar à reabsorção do osso já existente. Em alguns casos, estas reacções podem mesmo interferir com a saúde do paciente.

Além disso, a falta de rigidez das membranas reabsorvíveis torna necessário, em alguns casos, adicionar um dispositivo para manter o espaço cicatricial.

A maioria das membranas bio-reabsorvíveis utilizadas na prática clínica são feitas de colagénio processado ou de poliésteres alifáticos.

Membranas sintéticas (18)(19)

A utilização de membranas reabsorvíveis sintéticas feitas de poliésteres alifáticos, tais como o ácido poliláctico (PLA), o ácido poliglicólico (PLGA), o trimetilcarbonato e os seus copolímeros, provou ser eficaz para procedimentos de regeneração óssea guiada em estudos experimentais, bem como em ensaios clínicos.

No entanto, estes biomateriais sintéticos têm vantagens e desvantagens. Estas vantagens incluem a capacidade do PGA, do PLA e dos seus copolímeros de se biodegradarem completamente em dióxido de carbono e água através do ciclo de Krebs. Para além disso, estes biomateriais podem ser fabricados em quantidades quase ilimitadas.

Num ensaio multicêntrico recente que envolveu 40 pacientes com deiscência peri-implantar, foi efectuada uma regeneração óssea guiada utilizando membranas de PLGA ou de e-PTFE reforçadas com titânio. Após 6 meses da cirurgia de reentrada, o preenchimento médio do defeito vertical foi de 81% no grupo PLGA e de 96% no grupo e-PTFE. As membranas de e-PTFE reforçadas com titânio foram capazes de manter a espessura horizontal da região regenerada de forma mais eficaz e desenvolveram menos complicações nos tecidos moles do que as membranas de PLGA.

Além disso, as membranas de PLGA aplicadas a grandes defeitos peri-implantares parecem propensas a fraturar, indicando que a estabilidade mecânica da membrana é insuficiente para este tipo de aplicação.
Uma nova abordagem, destinada a simplificar o manuseamento clínico, foi adoptada com uma membrana sintética polimerizável in situ feita de polietilenoglicol (figura 42). In situ, o polietilenoglicol é degradado por hidrólise sem subprodutos ácidos, que se revelaram responsáveis por reacções de corpo estranho nos tecidos circundantes. Estudos pré-clínicos indicaram que este material é altamente biocompatível e oclusivo para as células, e que permite a formação de quantidades semelhantes de osso novo em comparação com outros tipos de material, como o e-PTFE e o ácido poliláctico.
No entanto, a utilização destas membranas como barreiras tem sido associada a reacções inflamatórias a corpos estranhos devido aos produtos de degradação. Em alguns casos, torna-se necessário o desbridamento e a remoção do biomaterial através de cirurgia adicional. Além disso, alguns estudos constataram uma redução no preenchimento de defeitos quando são aplicadas membranas de ácido poliláctico e ácido poliglicólico em comparação com membranas de colagénio.

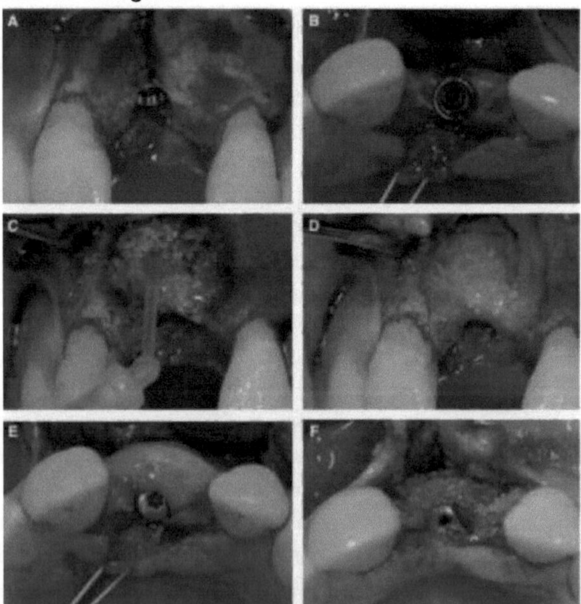

Figura 10 (A, B) Defeito ósseo do tipo deiscência na posição 21 do implante (C) O defeito é tratado por regeneração óssea guiada utilizando mineral ósseo de partículas bovinas e hidrogel sintético à base de polietilenoglicol (D, E) Membrana de polietilenoglicol polimerizada in situ. (F) Cirurgia de reentrada 6 meses após a colocação do implante(19)

Como resultado, as membranas de colagénio são atualmente recomendadas em vez das membranas sintéticas para procedimentos de regeneração óssea guiada (ROG).

*** Membranas naturais (18)(19)**

A maioria das membranas reabsorvíveis naturais é feita de colagénio derivado de tecido animal, embora também existam fontes humanas. Estas membranas de colagénio provêm de uma variedade de fontes de tecido, incluindo tendão bovino, derme bovina, pele de vitela, derme suína e pele de cadáver humano.

As membranas de colagénio nativo têm uma boa integração nos tecidos, permitindo uma rápida vascularização e biodegradação sem reação de corpo estranho. Além disso, as membranas de colagénio nativo demonstraram bons resultados e baixas taxas de complicações em estudos com animais e humanos.

Atualmente, as membranas de colagénio nativo são o tratamento padrão para a maioria das indicações de regeneração óssea guiada. Outra vantagem da utilização de membranas de colagénio nativo para a regeneração óssea guiada é a cicatrização espontânea na presença de deiscência da mucosa. Ao contrário das membranas não absorvíveis, em caso de exposição, a epitelização do colagénio exposto resulta no encerramento espontâneo da ferida secundária.

As principais desvantagens das membranas de colagénio nativo podem dever-se às suas propriedades mecânicas desfavoráveis, como a baixa resistência ao colapso, e à sua rápida degradação, que conduz a uma perda precoce da função de barreira. A rápida biodegradação do colagénio nativo pela atividade enzimática dos tecidos hospedeiros e dos micróbios foi demonstrada em modelos animais. No entanto, é importante salientar que o tempo de degradação do colagénio nativo pode variar consideravelmente, dependendo da sua fonte e estrutura original.

Para prolongar a função de barreira e, por conseguinte, o tempo de degradação das membranas, foram desenvolvidos vários processos físicos, químicos e enzimáticos de reticulação, como a utilização de luz ultravioleta, formaldeído, glutaraldeído, azida difenilfosforilada e diisocianato de hexametileno, dando origem a membranas de colagénio reticulado.

Embora o aumento do grau de reticulação prolongue o tempo de biodegradação das membranas, estudos experimentais em ratos mostraram que a reticulação tem um efeito negativo na integração dos tecidos, provocando assim reacções inflamatórias ao corpo estranho. Por exemplo, a biodegradação de membranas de colagénio reticulado pelo glutaraldeído deixa resíduos citotóxicos responsáveis por reacções inflamatórias. Além disso, estudos histológicos demonstraram que as células inflamatórias são envolvidos no processo de reabsorção de membranas de colagénio reticulado, o que pode explicar o aumento da frequência de deiscência da mucosa com cicatrização prejudicada dos tecidos moles e infecções de feridas que ocorreram em ensaios clínicos.

Tabela IV. Quadro comparativo entre o colagénio nativo e o colagénio reticulado. (18)

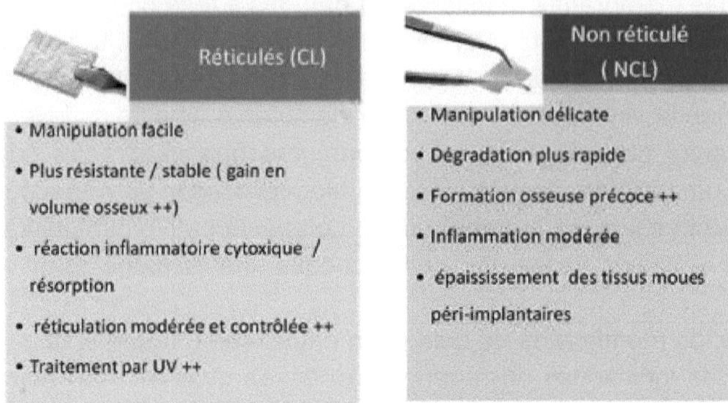

Por outro lado, outros estudos pré-clínicos e clínicos mostraram resultados promissores para as membranas de colagénio reticulado, com uma integração tecidular adequada e uma regeneração óssea bem sucedida, semelhante ou mesmo superior à obtida com membranas de colagénio nativo, como as membranas reticuladas por luz ultravioleta. Do mesmo modo, vários estudos demonstraram que a exposição prematura de uma membrana de colagénio reticulado foi seguida de uma epitelização secundária espontânea completa sem alteração da regeneração óssea. Estes resultados contraditórios indicam diferenças de comportamento biológico entre os diferentes tipos de membranas reticuladas, dependendo essencialmente do protocolo de reticulação utilizado(19).

Em conclusão, as membranas de colagénio não reticulado, ou seja, as membranas de colagénio nativo, são atualmente as membranas de eleição para

a maioria dos procedimentos de regeneração óssea guiada. O mesmo acontece com as membranas de colagénio reticulado, que oferecem uma maior estabilidade e manutenção do espaço cicatricial.

4.1.2.2. Materiais de preenchimento ósseo (18) (19)

Uma vez que a maioria das membranas bio-reabsorvíveis e, em menor grau, as membranas de ePTFE, têm geralmente uma rigidez insuficiente para manter o espaço do defeito, são frequentemente utilizadas em combinação com enxertos ósseos autógenos, substitutos ósseos ou enxertos compostos, como é o caso quando o defeito ósseo excede 1 mm. Para além da sua capacidade de manter o espaço do defeito, as cargas ósseas desempenham outras funções importantes:

- Fornecimento de suporte mecânico para evitar o colapso da membrana
- Estabilização do coágulo sanguíneo
- Actuam como uma estrutura condutora de osso, proporcionando uma base sólida aumentada para promover o crescimento ósseo.
- Possivelmente têm propriedades indutoras de osso devido à presença de proteínas (BMP) que promovem e facilitam a multiplicação e diferenciação de células estaminais não especializadas em osteoblastos.
- Têm propriedades osteogénicas: pelas células ósseas do osso autógeno (células de reconstituição óssea, osteoblastos, células estaminais não especializadas em osteoblastos e/ou osteócitos) que são capazes de promover direta ou indiretamente a formação óssea no local do enxerto.

Para além disso, os materiais de preenchimento e os substitutos ósseos devem cumprir outras condições, como a biocompatibilidade, a necessidade de fornecer um suporte mecânico adequado e a biodegradabilidade.

As indicações clínicas para a utilização de materiais de preenchimento ósseo vão desde a correção de pequenos defeitos ósseos peri-implantares até à regeneração de grandes perdas ósseas. Dada esta diversidade de aplicações, é provável que um único material não seja capaz de satisfazer todos os requisitos. Por conseguinte, será frequentemente necessário combinar dois ou mais materiais para obter um resultado previsível e reproduzível.

Os materiais de preenchimento ósseo podem ser derivados do próprio paciente: enxertos ósseos autógenos, ou de uma fonte externa classificada como substitutos ósseos alogénicos de outro indivíduo da mesma espécie, substitutos ósseos xenogénicos de outra espécie e substitutos ósseos aloplásticos: sintéticos (Figura 43). Estes materiais apresentam-se sob várias formas, como blocos, grânulos, materiais moldáveis, injectáveis ou endurecedores in situ.

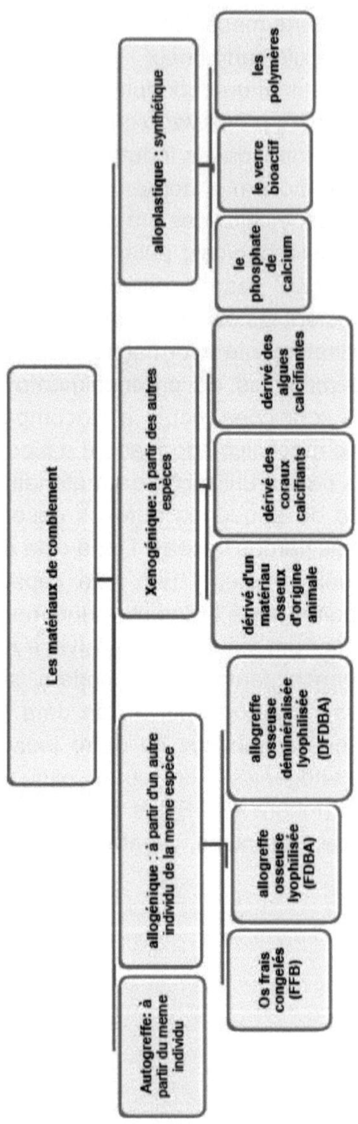

Figura 11. Classificação dos materiais de enchimento de ROG (18)

► **Auto-enxertos (18)(19)**

A adição de osso autógeno é preferida devido às suas propriedades osteoindutoras, osteogénicas e osteocondutoras. No entanto, a colheita de osso autógeno pode exigir uma cirurgia adicional, resultando num aumento do tempo de operação, da dor e do tempo de recuperação. Além disso, este método está associado a um risco acrescido de complicações no local do dador, como o aumento da dor pós-operatória e lesões nervosas. Além disso, o fornecimento de osso autógeno pode ser limitado.

Através da adição de osso autógeno, são fornecidas ao local recetor células ósseas osteogénicas viáveis e factores de crescimento ósseo. A quantidade de células e a concentração de factores de crescimento variam consideravelmente de pessoa para pessoa e dependem em grande medida da idade do doente, da presença de doenças sistémicas e da localização do local doador. Os factores de crescimento, incluindo as BMPs, o TGF-в, o IGF, o PDGF e o FGF, estão principalmente presentes na matriz óssea. São libertados passivamente ou durante a reabsorção de enxertos autógenos. Os blocos de osso esponjoso libertam factores de crescimento mais rapidamente do que os blocos de osso compacto. As células formadoras de osso, como os osteoblastos, as células de revestimento ósseo, os pré-osteoblastos e as células estaminais pluripotentes, são as principais células de interesse nos procedimentos de ROG. Estas células estão presentes em maior número no osso trabecular do que no osso compacto.

O potencial de formação óssea é mais elevado nos indivíduos jovens e saudáveis do que nos idosos, principalmente devido a uma redução da capacidade proliferativa das células formadoras de osso nestes últimos.

Atualmente, recomenda-se a realização de um preenchimento combinado da seguinte forma: 1/3 de osso autógeno e 2/3 de substituto ósseo. xenogénicos para otimizar os resultados da regeneração óssea.

► **Substitutos ósseos alogénicos: (18)(19)**

Os aloenxertos consistem em osso de um dador e são utilizados num membro da mesma espécie. Estes aloenxertos são normalmente armazenados em bancos de ossos e podem ser utilizados como osso fresco congelado (FFB), aloenxerto ósseo liofilizado (FDBA) ou aloenxerto ósseo desmineralizado liofilizado (DFDBA). O FFB é raramente utilizado em procedimentos de ROG devido ao elevado risco de rejeição imunológica e de transmissão de doenças. No entanto, a liofilização do FDBA e do DFDBA parece reduzir a imunogenicidade do material, melhorando potencialmente os resultados clínicos. Os aloenxertos estão disponíveis sob a forma de blocos ou partículas, tanto de origem cortical como esponjosa. Foi demonstrado que o FDBA e o DFDBA são biocompatíveis e contêm moléculas osteoindutoras, como as BMPs.

Ao contrário das limitações dos autoenxertos, a morbilidade do local do dador não é um problema com os aloenxertos, e estes estão disponíveis em quantidades abundantes. No entanto, a reabsorção parece ocorrer, como acontece com os autoenxertos.

Além disso, séries de casos demonstraram que os aloenxertos em bloco, combinados com membranas reabsorvíveis, podem ser uma opção terapêutica fiável para o aumento das cristas alveolares atróficas em procedimentos de implantes de duas fases. Num ensaio clínico recente que envolveu 40 pacientes, foi avaliada a utilização de aloenxertos ósseos liofilizados em bloco e membranas de colagénio para o aumento primário do maxilar atrófico. Após 6 meses, foram colhidas amostras de osso e colocados 83 implantes. A análise histomorfométrica mostrou que a percentagem média de osso neoformado foi de 33 +/- 18% e a de aloenxerto residual foi de 26 +/- 17%. A taxa de sobrevivência dos implantes foi de 98,8% após um seguimento médio de 48 +/- 22 meses.

► **Substitutos ósseos xenogénicos: (18) (19)**

Os materiais xenogénicos, ou substitutos ósseos xenogénicos, são constituídos por minerais ósseos provenientes de animais, corais calcificantes ou algas, aos quais foi retirado o componente orgânico para evitar reacções imunitárias e a transmissão de doenças.

Atualmente, a utilização de hidroxiapatite coralina como enxerto onlay em procedimentos de ROG é rara devido a uma elevada taxa de complicações tardias e a maioria dos xenoenxertos é derivada de fontes naturais de osso em animais, em particular o osso esponjoso bovino é utilizado devido à sua semelhança com o osso esponjoso humano. O material orgânico é removido por tratamento térmico, extração química ou uma combinação de ambos para reduzir o risco de reacções imunológicas e de transmissão de doenças. Apesar do risco potencial de resíduos orgânicos nos substitutos do osso bovino, não foram associados quaisquer casos de transmissão de doenças à utilização destes biomateriais. No entanto, foram comunicados alguns casos de transmissão de VIH e hepatite atribuídos a fontes alogénicas.

Os xenoenxertos bovinos são considerados o substituto ósseo mais bem documentado utilizado em implantologia dentária, sendo atualmente aceites como o padrão de ouro. A biocompatibilidade e a osteocondutividade do mineral ósseo deproteína bovina foram demonstradas em vários estudos pré-clínicos e séries de casos clínicos, e podem ser utilizadas como substitutos ósseos sem interferir com o processo normal de reparação óssea.

Num estudo clínico, foram aplicados blocos de mineral ósseo deproteína bovina e membranas de colagénio em 12 doentes para tratar defeitos ósseos horizontais antes da colocação de implantes (figura 44). Após 9-10 meses, em 11 dos 12 pacientes, o volume ósseo resultante era suficiente para permitir a colocação de implantes na posição protética ideal. Concluiu-se, portanto, que o procedimento era eficaz para o aumento horizontal.

No entanto, deve notar-se que os processos de produção têm um impacto considerável nas suas caraterísticas biológicas. Por exemplo, o tratamento a alta temperatura tem sido associado a uma menor formação óssea e a uma menor osteocondutividade.

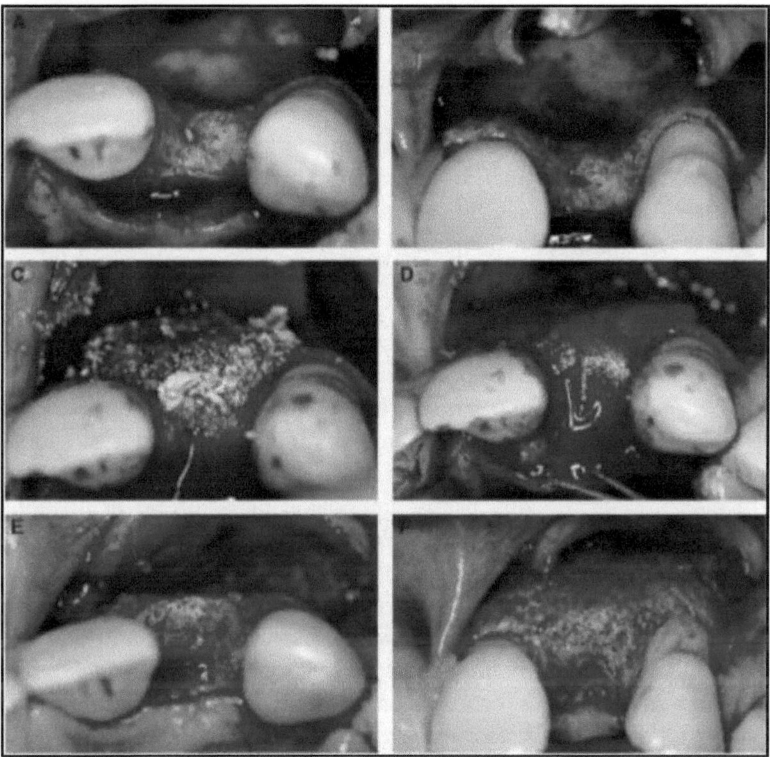

Figura 12: (A,B) Presença de um defeito ósseo horizontal num local de implante 22. (C, D) Um bloco de mineral ósseo bovino é colocado para suportar uma membrana de colagénio reabsorvível. (E, F) Na reintervenção 9 meses mais tarde, o volume da creta era suficiente para permitir a colocação de um implante na posição protética ideal (19).

A influência da granulometria dos materiais no seu tempo de reabsorção é um elemento crucial a ter em conta. Foi demonstrado que o tamanho das partículas deve situar-se entre 250 e 800 p para garantir um tempo de reabsorção ótimo, favorecendo assim a neoformação de tecido ósseo de boa qualidade. No entanto, um tamanho de partícula inferior a 250 p resultaria numa reabsorção demasiado rápida, comprometendo o papel de suporte esperado. Da mesma forma, partículas maiores que 800 p induziriam uma reabsorção lenta, resultando num atraso no processo de cicatrização e na formação de tecido ósseo de pior qualidade.

► **Materiais de substituição aloplásticos: (18) (19)**

Os substitutos ósseos aloplásticos ou sintéticos têm a vantagem de não apresentarem qualquer risco de transmissão de doenças e de estarem facilmente disponíveis em grandes quantidades.

Além disso, estes materiais sintéticos representam um grande grupo de biomateriais quimicamente diversos, incluindo fosfato de cálcio (por exemplo, fosfato tricálcico; cimentos de hidroxiapatite e fosfato de cálcio), sulfato de cálcio, vidro bioativo e polímeros. Estes materiais variam em termos de estrutura e composição química, bem como de propriedades mecânicas e biológicas.

Os fosfatos de cálcio porosos representam uma vasta gama de substitutos ósseos disponíveis no mercado. Para além disso, podem ser uma alternativa valiosa para os profissionais de saúde e para os doentes que não desejam utilizar enxertos de origem humana ou animal. A hidroxiapatite é o principal componente mineral do osso natural e o menos solúvel dos sais naturais de fosfato de cálcio. Por conseguinte, é muito resistente à reabsorção fisiológica. Em contrapartida, o fosfato tricálcico caracteriza-se por uma rápida reabsorção e substituição pelo tecido hospedeiro. Embora a neoformação óssea ocorra regularmente na área destinada à regeneração, esta neoformação não compensa totalmente a reabsorção do fosfato tricálcico, resultando numa redução do volume aumentado.

Para o efeito, foram desenvolvidos compostos bifásicos de hidroxiapatite e fosfato tricálcico para combinar as vantagens da hidroxiapatite e do fosfato tricálcico, conhecidos como fosfatos de cálcio bifásicos (BCP). Estudos pré-clínicos utilizando diferentes modelos experimentais forneceram provas histológicas de que a hidroxiapatite/fosfato tricálcico particulado ou moldável endurecido in situ tem propriedades de osteocondutividade e reabsorção semelhantes às do mineral ósseo deproteína bovina. Um estudo comparou o hidroxiapatite/fosfato tricálcico e o mineral ósseo deproteína bovina, em combinação com membranas de colagénio, para regeneração óssea guiada de alvéolos de extração (137). Após 8 meses, a dimensão buco-bucal do rebordo alveolar diminuiu 1,1 mm no grupo da hidroxiapatite/fosfato tricálcico e 2,1 mm no grupo do mineral ósseo deproteína bovina, com uma diferença estatisticamente significativa. Outro estudo demonstrou que a hidroxiapatite/fosfato tricálcico apresentou resultados semelhantes aos do mineral ósseo deproteína bovina na regeneração óssea guiada de deiscências peri-implantares. Em conclusão, com base nestes resultados, a combinação de hidroxiapatite/fosfato tricálcico para o aumento do rebordo alveolar é promissora para o futuro.

Tabela V. Tabela de resumo dos diferentes materiais de enchimento utilizados nos procedimentos ROG (3)

		Substitutos ósseos		
Caraterísticas	Auto-enxerto	Aloenxertos	Xenoenxertos	Enxertos aloplásticos
Conteúdo e	-Matriz óssea	-Matriz óssea não	-Matriz mineral	-Sem células - Sem

propriedades	Células formadoras de osso -Factores de crescimento	especificada -Não há células -Factores de crescimento (+/-)	inorgânica! ver despecificado -Nenhuma célula -Sem factores de crescimento	factores de crescimento
	-Necessidade de um segundo local de funcionamento	-Disponível em -Utilização de bancos de ossos. -Propriedades mecânicas médias a boas. -Mais fácil de manusear. /	-Disponível em - Propriedades mecânicas médias /	-Disponível em - Boas propriedades mecânicas /
Osteogénico	+/'	-	-	-
Osteoindutor	+	+/-	-	-
Osteocondutor	+	+	+	+

► **Interet d'ajout des facteurs de croissance avec les materiaux de comblements**

Estudos clínicos demonstraram que a utilização combinada de enxertos ósseos de plasma rico em plaquetas (PRF) e partículas ósseas em procedimentos de regeneração apresenta resultados promissores. Além disso, um estudo mostrou que a combinação de PRF e blocos de osso deproteína bovina no aumento ósseo horizontal resultou numa estabilidade média do enxerto ósseo de 84,4% num período de acompanhamento mais curto de 5 a 8 meses.

O PRF é rico em factores de crescimento como o PDGF, o TGF-pl, o IGF e o VEGF, conhecidos por melhorarem a angiogénese, optimizarem a cicatrização dos tecidos moles, estimularem a migração das células estaminais e permitirem a proliferação e a diferenciação osteogénica (23).

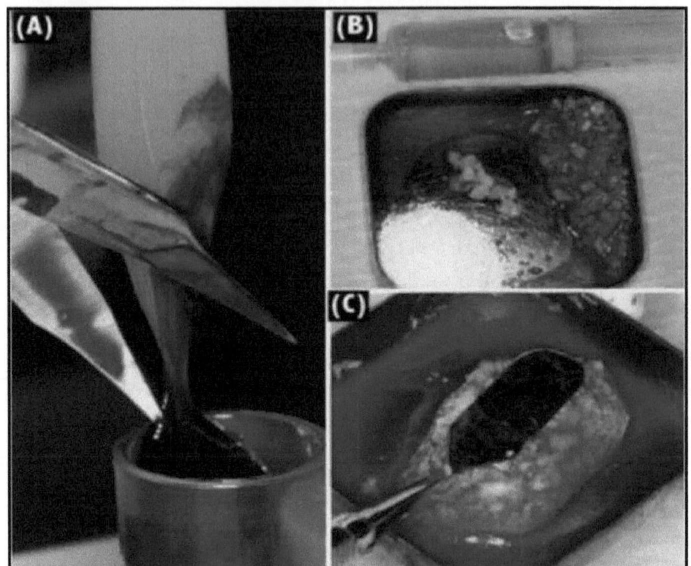

Figura 13. Sequência do protocolo de obtenção do xenoenxerto composto de PRF/particulado: (A) Extração das membranas de PRF dos tubos; (B) Irrigação do osso autólogo e do xenoenxerto com fibrinogénio líquido; (C) Obtenção do xenoenxerto composto de PRF/particulado. (23)

4.1.2.3. Manter o espaço para a neoformação óssea

A manutenção do espaço cicatricial baseia-se nos princípios biológicos da ROG e é um fator crucial para o sucesso dos procedimentos de regeneração óssea guiada, de modo a permitir que a neoformação óssea ocorra em condições óptimas e atinja os resultados esperados, permitindo o posicionamento correto do implante. As membranas de PTFE reforçadas com titânio e o tempo de reabsorção lento dos materiais de preenchimento ajudam a manter o espaço cicatricial.

Além disso, a anatomia do defeito ósseo pode ë1re por vezes favorável à manutenção do espaço e à prevenção do colapso da membrana. Quando a geometria do defeito é côncava, com 3 paredes, ela será adequada para manter a estabilidade da membrana e, portanto, ajudará a preservar o espaço cicatricial.

Quando não conseguem manter o espaço, é aplicada outra técnica:

<u>Manutenção do espaço utilizando o parafuso de fixação (24)</u> A vantagem da técnica do parafuso de fixação é a sua capacidade de criar espaço. Durante o período de cicatrização, os parafusos de fixação colocados na diagonal proporcionam um efeito de fixação e resistem ao colapso da membrana, mantendo o volume e a geometria do espaço.

As vantagens desta técnica são

- Facilidade de utilização.
- Proporciona espaço para o crescimento de células osteogénicas.
- Baixa morbilidade.
- Tempo de cicatrização mais curto.
- Económico.

Os parafusos de osteossíntese são feitos de titânio e estão disponíveis em vários comprimentos: 6, 8, 10 e 12 mm e em vários diâmetros: de 1,4 a 2,0 mm.

Os parafusos de fixação são utilizados da seguinte forma: A osteotomia para o parafuso de tentação é preparada antes de o parafuso ser inserido utilizando uma mini-fresa. Através da colocação adequada de parafusos de tentação de titânio rodeados de aloenxertos e cobertos com membranas reabsorvíveis, é possível aumentar grandes defeitos da crista sem colher osso autógeno. O resultado é muito favorável, permitindo uma osteogénese segura e a restauração da altura horizontal das cristas ósseas.

O sucesso global deste procedimento depende da conceção adequada dos retalhos de tecido e do encerramento primário sem tensão.

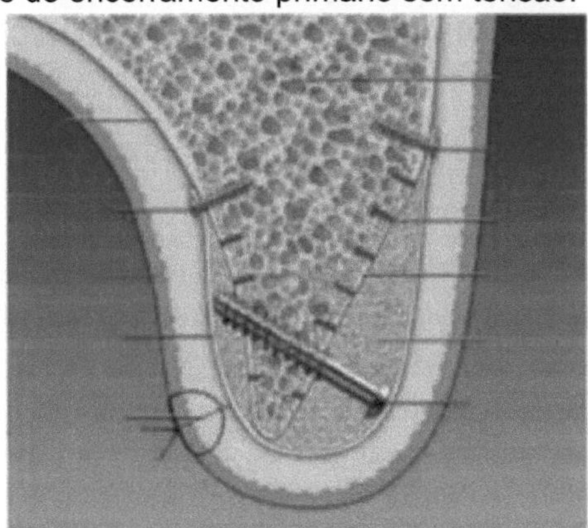

Figura 14. Manutenção do espaço utilizando a técnica do parafuso de tenda (24)

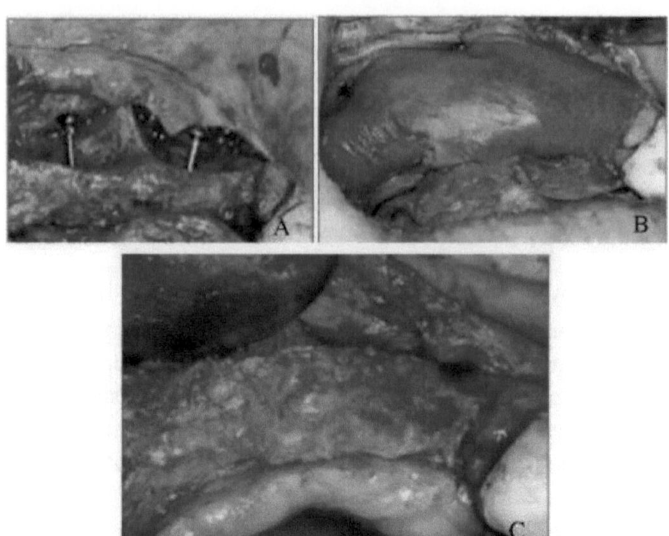

Figura 15. A e B: utilização de parafusos de tenda + osso desmineralizado liofilizado + membrana bio-reabsorvível numa creta de 2 mm de largura; C: reentrada após 6 meses: presença de um aumento significativo do volume ósseo, a largura da creta é de 7 a 8 mm (24).

4.1.3. Protocolo de funcionamento do ROG

Vários factores podem influenciar o resultado do ganho ósseo horizontal por ROG, tais como a técnica de regeneração, o desenho da incisão, a gestão do retalho, a preparação do local recetor, o estabelecimento da estabilidade do enxerto e o encerramento primário sem tensão. Para o conseguir, o médico deve estar bem equipado durante a fase cirúrgica da ROG.

4.1.3.1. ROG pré-implante (14)

O procedimento cirúrgico é efectuado de acordo com elevados padrões de higiene cirúrgica, a fim de reduzir o risco de contaminação por bactérias extra-orais. A pele peribucal é desinfectada com uma solução anti-séptica e a boca é lavada com uma solução de clorhexidina.

- **A anestesia** será administrada de forma convencional, através de injecções periapicais ou injecções loco-regionais na região posterior.
- **Incisão** ligeira **da crista** palatina/lingual a efetuar a uma certa distância do local a regenerar.
- **Descolamento de** toda a espessura **da mucosa** para ter acesso aos córtices. De facto, este descolamento torna-se parcial quando apical ao defeito, de modo a garantir a elasticidade do retalho, permitindo o encerramento subsequente sem qualquer tensão.
- O tecido de granulação e o tecido fibroso são **desbridados** para preparar o local para o posicionamento correto do material de enchimento e das membranas.

• **Passivação do retalho através de uma incisão periosteal** para assegurar o encerramento primário do local

• **Perfuração e fixação de parafusos de osteossíntese com cavilhas de tenda** (se esta técnica tiver sido indicada): a perfuração é efectuada com uma broca manual.

• O osso é **descorticado** através de perfurações no interior da creta para proporcionar uma estimulação endosteal, estimulando a angiogénese e libertando factores de crescimento para promover a cicatrização.

• **A colocação do biomaterial** no espaço dedicado à regeneração óssea após a sua preparação.

• A membrana deve ser cortada na **parte superior** sem ângulos agudos (de modo a não danificar a mucosa) e deve ser pressionada firmemente contra o biomaterial por baixo. As suas dimensões devem ser suficientes em cada lado (3 mm no mínimo) para manter as partículas de biomaterial no lugar. Por conseguinte, deve ser colocado a uma distância das incisões para evitar o risco de exposição posterior. Do mesmo modo, deve ser mantido afastado dos dentes, o que poderia levar a uma contaminação infecciosa.

• **Fixação da membrana:** utilizando pinos ou suturas periosteais.

• **Reposicionamento do retalho:** o retalho deve cobrir completamente a membrana para minimizar o risco de exposição.

• Sutura hermética que utiliza pontos descontínuos, sem criar tensão.

• Prescrição pós-operatória: elixir bucal + paracetamol + antibiótico à base de amoxicilina durante 6 dias para evitar complicações.

• Aconselhar o doente a não escovar o local da cirurgia e a utilizar bochechos com digluconato de clorexidina duas vezes por dia para controlo da placa bacteriana.

4.1.3.2. ROG por implante (18)

A particularidade reside no facto de os elementos ROG serem colocados na superfície exposta do implante. Uma vez exposto o local do futuro implante, o protocolo de funcionamento é efectuado da seguinte forma:

• Seleção do tipo de implante adequado (comprimento e diâmetro)

• Perfuração e colocação do implante, respeitando as distâncias de a segurança e o eixo do projeto protético.

• Colocação do biomaterial de enchimento após o tratamento diretamente sobre a superfície exposta do implante.

• Aplicação da membrana por cima, que deve estar em contacto íntimo com o biomaterial. A membrana será cortada em duas partes, uma mais pequena e outra maior, e estas serão colocadas utilizando uma técnica de dupla camada.

Foi descrita uma técnica para efeitos de regeneração óssea guiada por implante: trata-se da técnica de aumento ósseo utilizando um enxerto composto de duas camadas e uma membrana de colagénio. Consiste na aplicação de 2 materiais de enchimento de origens diferentes em 2 camadas na parte exposta do implante. A primeira camada estará em contacto direto com o implante e é constituída por fragmentos de osso autógeno retirados localmente da espinha nasal anterior e conservados numa solução que contém o sangue recolhido do paciente misturado com uma solução isotónica estéril de cloreto de sódio (0,5%) ou uma solução de Ringer (0,9%) para evitar a coagulação. Após um certo período de tempo (15 a 20 minutos), esta mistura liberta vários factores de crescimento conhecidos como BCM (bone-conditioned medium). A segunda camada superior é constituída por partículas de mineral ósseo bovino desproteinado embebidas na solução BCM, que é rica em factores de crescimento que activam biologicamente as partículas de osso bovino. O enxerto compósito é então coberto com uma membrana de colagénio não reticulada humedecida com solução de BCM, também cortada em 2 pedaços e aplicada em 2 camadas duplas.

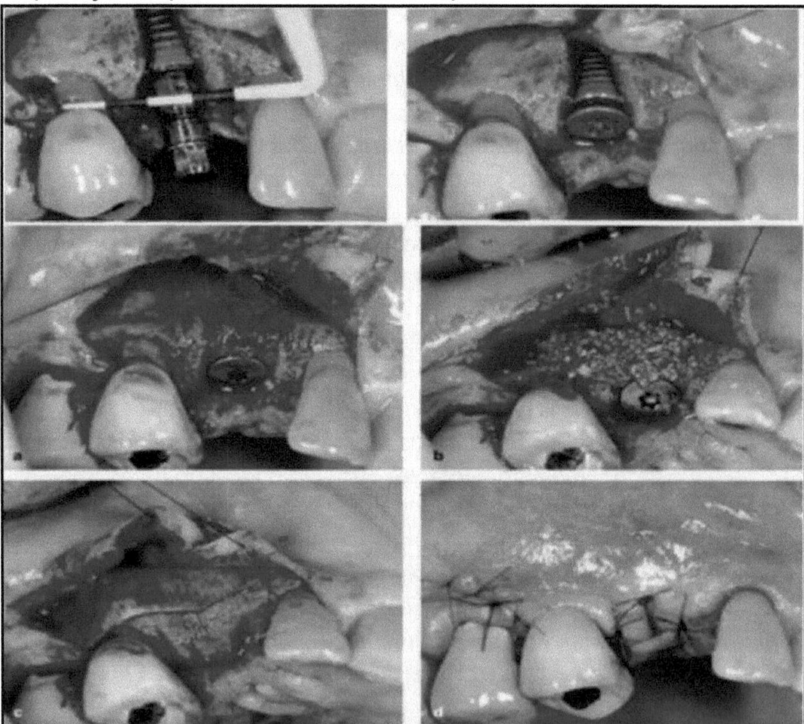

Figura 16. Protocolo de funcionamento para regeneração óssea guiada por implante no local la 13 com um defeito ósseo horizontal (18)

Outra técnica que pode ser aplicada por implante quando o defeito tem uma morfologia óssea de parede única é a técnica da salsicha. Urban et al. descreveram originalmente este método, que pode ser utilizado nos casos em que a superfície do implante está nivelada com a superfície óssea vestibular ou ligeiramente fora do alvéolo ósseo. Esta técnica utiliza uma membrana de colagénio fixada por pinos de titânio. O objetivo é estabilizar o material de enchimento no osso para que não haja migração ou colapso das partículas (18).

4.1.4. Escolha do protocolo em função da morfologia do defeito ósseo

A abordagem cirúrgica da ROG também depende da morfologia do defeito no local do implante. O número de paredes ósseas tem um impacto no potencial de neoformação óssea no local pré ou peri-implantar.

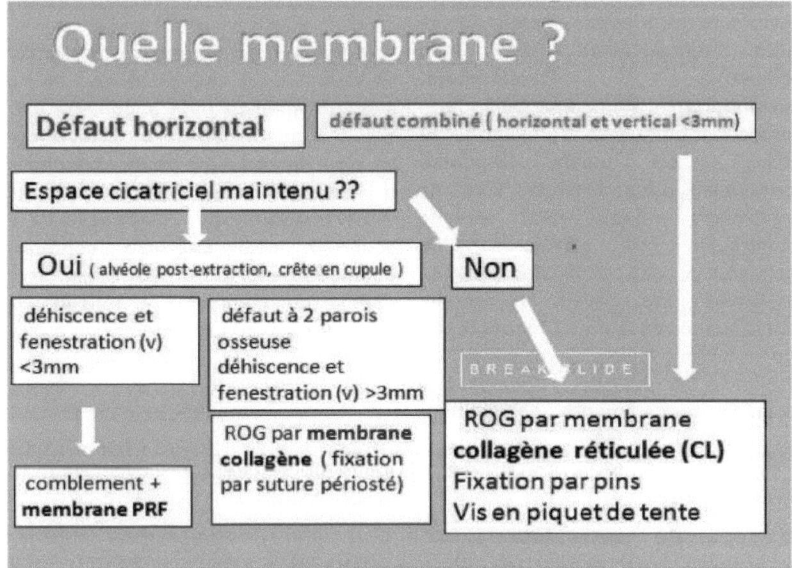

Figura 17. Diagrama representativo dos procedimentos cirúrgicos de acordo com a morfologia do defeito (18)

4.2. Enxerto ósseo autógeno

4.2.1. Definição e interesse

De acordo com Maujean et al (2003), os enxertos ósseos aposicionais referem-se ao procedimento cirúrgico de introdução de material sob a forma de blocos ósseos autógenos aparafusados num local com insuficiência óssea vertical ou horizontal, com o objetivo de restaurar a estrutura óssea e, assim, obter a estabilidade do implante.

Os enxertos ósseos autógenos aparafusados num local com insuficiência óssea vertical ou horizontal, com o objetivo de restaurar a estrutura óssea e, assim, obter a estabilidade do implante. (8)

4.2.2. Origem do enxerto

A combinação do procedimento de enxerto onlay com material ósseo autógeno torna possível aumentar a espessura óssea em maxilares extremamente reabsorvidos (Chiapasco et al. 1998; Nystrom et al. 2004).

Tabela VI. Quadro representativo das vantagens e desvantagens do enxerto autógeno

Enxerto autógeno

Vantagens -	Desvantagens
O único com propriedades osteogénicas (células osteogénicas do osso esponjoso) - Osteoindutor, osteocondutor. - Biocompatibilidade. - Favorece a angiogénese e a cicatrização rápida. - Os locais doadores proporcionam uma elevada taxa de sobrevivência celular, uma elevada concentração de factores de crescimento e são embriologicamente semelhantes aos locais receptores bucais. - Risco reduzido de reabsorção - Risco mínimo de rejeição ou transmissão de doenças infecciosas. - Um único procedimento cirúrgico. - Custo razoável	- O volume de amostras intra-orais é limitado. - A necessidade de um segundo médico para a colheita extra-oral. - A adaptação do enxerto à forma da zona dadora é um pouco complicada, o que leva a um tempo cirúrgico relativamente longo. - A criação de um segundo local cirúrgico conduz a complicações pós-operatórias. - A perícia do médico é essencial, uma técnica reservada aos cirurgiões orais.

Na altura, a colheita de amostras extra-orais da crista ilíaca e das costelas era habitualmente utilizada. No entanto, a sua utilização foi restringida devido a uma série de desvantagens, como a dor pós-operatória intensa e incapacitante. De acordo com Younger e Chapman (1989), 8,6% dos doentes sofreram complicações pós-operatórias após a colheita de amostras extra-orais, tais como infeção, hemorragia e dor. A reabsorção também foi significativa no pós-operatório (Adell et al., 1990; Widmark, 2001), com uma variação no volume final de até 50% (Johansson et al., 2001).

Para ultrapassar estes inconvenientes, optámos por amostras cranianas em vez de ilíacas. A razão para esta decisão prende-se com o facto de o período pós-operatório ser menos exigente e a cicatriz ser praticamente invisível. Além disso, parece que a reabsorção pós-operatória é significativamente menor nos ossos planos do crânio, devido à sua origem membranosa. Esta caraterística poderia favorecer uma revascularização mais rápida do que nos ossos de origem eucondral(25).

Quadro VII. Comparação dos locais de amostragem extra-orais (3)

Origem	Benefícios	Desvantagens
Osso parietal	- Mesma origem embrionária	- 2 locais de exploração.

	- menos reabsorção - A proximidade dos sítios	- Morbilidade - cirurgia sob anestesia geral - limite de quantidade de enxertos
Osso ilíaco	- Grande quantidade de osso - boa densidade óssea (cortico-esponjosa)	- Reabsorção pós-operatória - complicações pós-operatórias (dor, remissões, etc.) - necessidade de 2 médicos (2 locais de funcionamento)

Devido às suas muitas vantagens, o osso craniano continua a ser a referência indiscutível para enxertos de aposição maxilar. No entanto, para compensar o incómodo da colheita extra-oral, foram também propostos locais de colheita intra-oral, como a sínfise do mento e o ramo. Esses locais oferecem uma alternativa promissora, proporcionando resultados estéticos e funcionais satisfatórios. Além disso, estas amostras podem ser recolhidas facilmente por um único médico e não requerem anestesia geral. (25)

Os enxertos ósseos mandibulares, que são maioritariamente feitos de osso cortical, têm uma baixa perda de volume e uma excelente incorporação com tempos de cicatrização curtos. No entanto, a quantidade de osso que podem fornecer é apenas suficiente para corrigir defeitos ósseos pequenos a médios. (25)

- **Enxerto de origem sinfisária :**

Em 2000, Montazem e colaboradores realizaram um estudo para determinar a quantidade máxima de osso cortico-caneloso que poderia ser removido da sínfise sem comprometer a integridade do nervo do mento, sua extensão incisal, as raízes dos dentes anteriores ou o perfil ósseo. A sua investigação, baseada na análise de 16 cadáveres, mostrou que o tamanho médio dos blocos ósseos removidos foi de 21 x 9,9 x 6,9 mm, variando entre um mínimo de 21 x 6,5 x 6 mm e um máximo de 25 x 13 x 9 mm. Esta quantidade de osso, dependente do paciente, pode corrigir um defeito ósseo que envolva dois a três dentes. (25)

Além disso, este tipo de enxerto caracteriza-se por uma boa qualidade óssea devido à elevada densidade da sínfise do mento. Além disso, a técnica de colheita é considerada mais fácil do que noutros locais dadores, devido à facilidade de acesso cirúrgico a este nível.

Estas amostras devem ser retiradas de cada lado da zona média do queixo, a fim de preservar a estética do perfil do paciente e de não provocar alterações no perfil do paciente. A ferida é então fechada com suturas em 2 planos: o plano muscular e o plano mucoso.

No entanto, é possível encontrar algumas complicações pós-operatórias comuns após este tipo de extração, tais como redemas, dor significativa e alteração da sensibilidade incisal. Estes riscos têm levado alguns autores a privilegiar o recurso à extração de canais radiculares.

- **Enxerto de origem cerâmica: (26)**

Muitos clínicos concluíram que a região do ramo oferece várias vantagens em relação a outros locais dadores para técnicas de aumento ósseo. De facto, este local doador é geralmente caracterizado por tecido cortical espesso que envolve tecido esponjoso de boa qualidade. Além disso, a extração do ramo já não altera a estética do paciente, causando menos perturbações sensoriais ou desconforto pós-operatório do que a extração da sínfise.

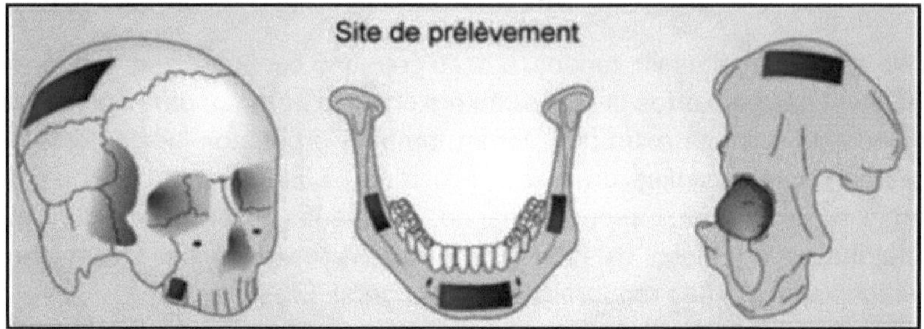

Figura 18. Locais de amostragem intra-orais e extra-orais. (14)

No entanto, os limites anatómicos do ramo, tais como o processo coronoide, os molares, o canal alveolar inferior e a largura da mandíbula posterior, devem ser tidos em consideração. Se o canal alveolar inferior estiver posicionado para cima em relação à creta oblíqua externa, ou se a largura do ramo for inferior a 1 cm, devem ser considerados outros locais dadores. Da mesma forma, a abertura limitada da mandíbula, a disfunção da articulação temporomandibular e o acesso clínico comprometido podem complicar a colheita de osso. Patologias específicas como a pericoronite ou outras patologias associadas a um terceiro molar impactado e um historial de osteotomia sagital da mandíbula podem contraindicar a colheita de osso nesta região. Além disso, as complicações pós-operatórias ainda são válidas, tais como: trismo gigante, disestesia e parestesia devido à lesão do nervo alveolar inferior durante a operação.

4.2.3. Protocolo de funcionamento

A cirurgia é efectuada em várias fases:

- Incisão e exposição do local recetor
- Remoção do enxerto do local doador
- Ajustar e estabilizar o enxerto no local de receção: esta é uma fase crucial que determina o sucesso da operação.

4.2.3.1. Preparação do local recetor

<u>1. Anestesia local</u> O procedimento começa com a administração generosa de um anestésico no justa-periósteo e na região para-apical, tanto no lado vestibular como no lado palatino/lingual.

2. Incisão: A incisão é efectuada na parte superior da creta, com uma ligeira deslocação na região palatina, seguida de uma descarga vertical, que deve ser afastada do local para otimizar a vascularização.

3. Descolamento do retalho: consiste em descolar o retalho da espessura total. Nesta fase, o local recetor deve ser claramente visível para que possa ser analisado e um enxerto adaptado ao defeito ósseo específico possa ser colhido. No caso de um enxerto mandibular posterior, é essencial passivar o retalho do lado do soalho, dissecando as fibras superficiais do músculo milo-hióideo. Ao dissecar o retalho do lado vestibular, deve ter-se o cuidado de não lesionar os ramos do nervo do queixo.

4. Preparação do local recetor propriamente dito: o osso é desbridado com curetas e ultra-sons para remover o tecido de granulação, seguido de lavagem com clorexidina. Em seguida, procede-se à estimulação endosteal com brocas de osso para estimular o osso esponjoso e, assim, promover a osteogénese e a subsequente cicatrização.

É possível fazer um modelo do local recetor que servirá de guia durante a remoção do enxerto idêntico à situação.

4.2.3.2. Acesso ao local do dador e remoção do enxerto

Existem 2 incisões possíveis ao nível da sínfise:

- Uma incisão sulcular é seguida de cortes verticais na distal dos primeiros molares, permitindo uma visualização clara do forame do queixo.

No entanto, este padrão de incisão não é válido para o biótipo gengival fino devido ao risco de recessão que pode causar no pós-operatório.

- É efectuada uma incisão em forma de V na região sinfisária ao longo da linha mucogengival dos caninos mandibulares, seguida de um ou dois pequenos cortes, tendo o cuidado de não soltar o ramo mucogengival junto ao canino (14).

Para o ramo, a incisão começa no vestíbulo, a partir do bordo anterior do ramo ascendente (não mais alto do que o plano oclusal para evitar a lesão da artéria bucal ou a exposição do corpo adiposo da bochecha), medialmente à crista oblíqua externa e continua anterior e lateralmente, paralelamente a esta linha, até à face distal do 2º pré-molar inferior. (26)

Traçado da osteotomia e colheita do enxerto: o traçado da osteotomia é inicialmente marcado por perfurações regulares do córtex ósseo. Estas perfurações são depois ligadas com uma broca de fissura cónica inserida numa peça de mão ou num disco, sob irrigação contínua. Existem discos especiais para a colheita do ramo semi-lunar com proteção vestibular (kit do Dr. Zastrow). Também é possível utilizar inserções ou uma serra angulada nos piezótomos.

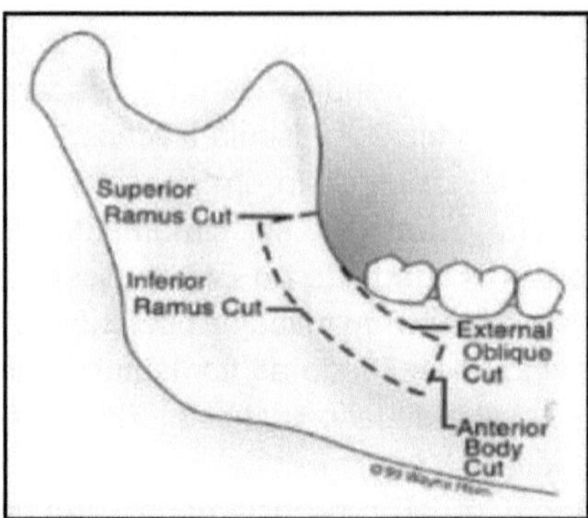

Figura 19. Apresentação esquemática das quatro osteotomias para colheita de osso do ramo(26)

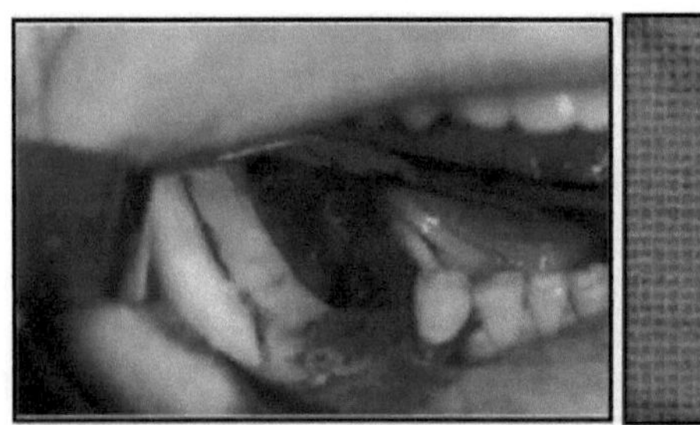

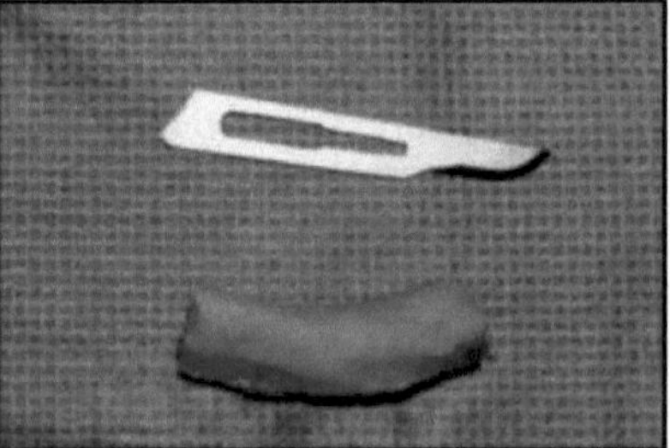

Figura 20. Remoção do enxerto râmico (26)

Após a criação da fenëtre, o enxerto é então colhido utilizando inserções de piezótomo ou um martelo cirúrgico é utilizado para percutir um cinzel ósseo para soltar o enxerto, mantendo a mandíbula firmemente segura.

É importante que o enxerto seja suficientemente espesso para envolver o córtex vestibular, que é frequentemente importante tanto ao nível do mento como do ramo, bem como o osso esponjoso interno.

É de salientar que a peça colhida deve ser ligeiramente sobredimensionada para permitir a sua adaptação ao local recetor, mas deve ter-se o cuidado de não comprometer a integridade das raízes dentárias ou do córtex lingual, de modo a evitar qualquer fratura da mandíbula.

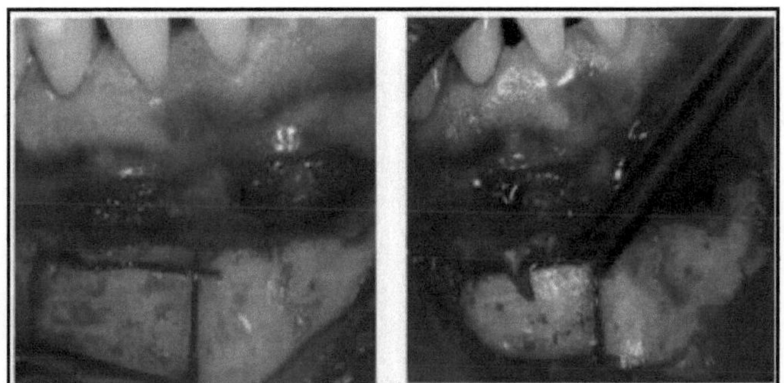

Figura 21. Traçado da osteotomia e remoção do enxerto sinfisário (14)

Para a colheita da sínfise, devem ser respeitadas as distâncias de segurança durante a manobra: 3 mm das raízes dentárias; 5 mm do forame mandibular; 5 mm do bordo basilar. Para além disso, recomenda-se que a linha de osteotomia medial seja posicionada a 2 mm da linha média da sínfise. Alfred Sebban também recomenda a recolha de duas pequenas amostras laterais em vez de uma única amostra medial, de modo a preservar a estrutura facial do doente.

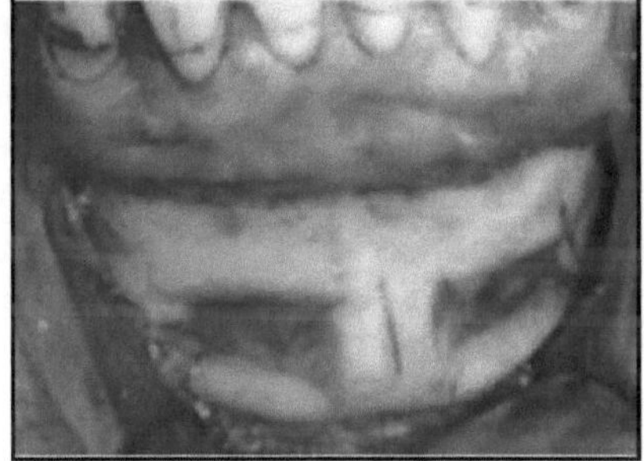

Figura 22. Amostragem para-sinfisária(14)

Uma vez colhido o enxerto, deve prestar-se imediatamente atenção ao amolecimento e à adaptação do enxerto em bloco ao local recetor. Se necessário, o enxerto pode ser conservado em soro fisiológico estéril. Não se deve tentar extrair osso esponjoso adicional do local do dador. Se necessário, pode ser colocado um penso hemostático (colagénio, esponja de gelatina, celulose regenerada oxidada, PRF) na área doadora. O encerramento do local pode ser efectuado após a fixação do enxerto e a sutura do local recetor com uma sutura contínua.

Existem várias técnicas cirúrgicas para obter um enxerto ósseo estável no local recetor, o que favorece a osteogénese e a correção do defeito ósseo horizontal e, por conseguinte, permite uma integração óptima do implante, tais como :

- Enxerto em bloco ou enxerto onlay

- Enxertia de revestimento

4.2.3.3. Enxerto em bloco ou enxerto onlay (28) (14)

Como o seu nome indica, esta técnica utiliza um enxerto sob a forma de um bloco cortico-cancelar sem qualquer modificação importante do enxerto.

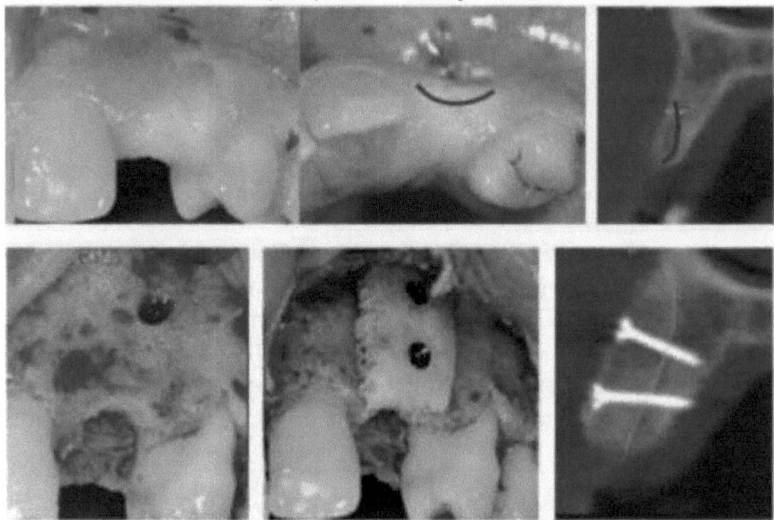

Figura 23. Colocação de um bloco de osso autógeno (14)

O enxerto onlay está principalmente indicado na maxila devido à qualidade do osso esponjoso, que permite uma fácil revascularização do bloco cortico-esponjoso. Na mandíbula, o osso cortical é geralmente espesso, dificultando a revascularização do grande bloco, o que leva à sua reabsorção. Além disso, o bloco está exposto a várias inserções musculares e ligamentares na mandíbula, o que afecta a estabilidade do enxerto.

Para prevenir infecções pós-operatórias, recomendamos antibioterapia (Augmentin durante 7 dias) e bochechos diários com colutório durante 1 a 2 semanas.

No entanto, tendo em conta os problemas de revascularização do enxerto e o aumento horizontal limitado à largura do enxerto, esta técnica está a ser cada vez mais abandonada em favor das técnicas de cofragem.

4.2.3.4. Enxerto de forma (27)

O enxerto de cofragem, descrito por F. Khoury, é atualmente a técnica de referência que preferimos utilizar, sobretudo em cratos alveolares estreitos.

Consiste em dividir o enxerto em 2 partes da seguinte forma: o osso cortical é separado do osso esponjoso que será colocado e fixado com parafusos de osteossíntese no lado oposto ao defeito ósseo, sendo a parede lateral da caixa, para servir de suporte ao material de enchimento, este espaço intercortical determina a quantidade de osso a regenerar. Em segundo lugar, o osso esponjoso do enxerto é triturado em lascas de osso com uma trituradora de osso, que preenche o espaço intercortical já criado.

Após a colheita do enxerto, este é desbastado para permitir o seu posicionamento no local recetor como uma parede lateral fina da reconstrução, mantendo a resistência suficiente para ser fixado com parafusos (menos de 1 mm de espessura). O córtex desbastado torna-se então mais revascularizável do que o córtex inicial, o que reduz o risco de reabsorção a longo prazo. Para além disso, o refinamento do enxerto com um raspador de osso permite recolher uma quantidade generosa de aparas de osso e utilizá-las para preencher o espaço a regenerar (Figura 54).

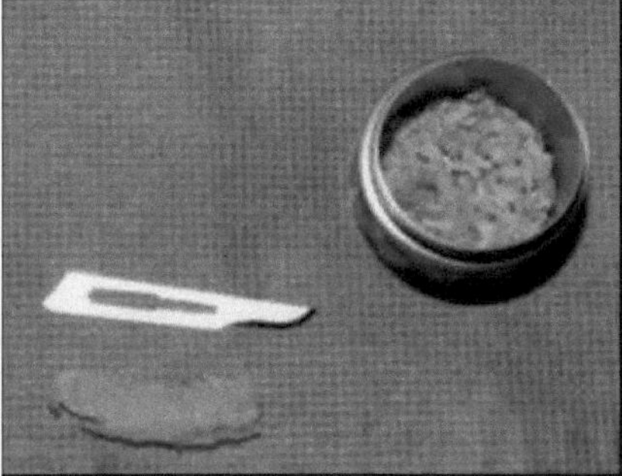

Figura 24. Córtex desbastado e lascas de osso recolhidas após trituração (27)

Em seguida, é feito um corte apicalmente em relação ao defeito a regenerar, permitindo que o córtex do enxerto seja posicionado corretamente.

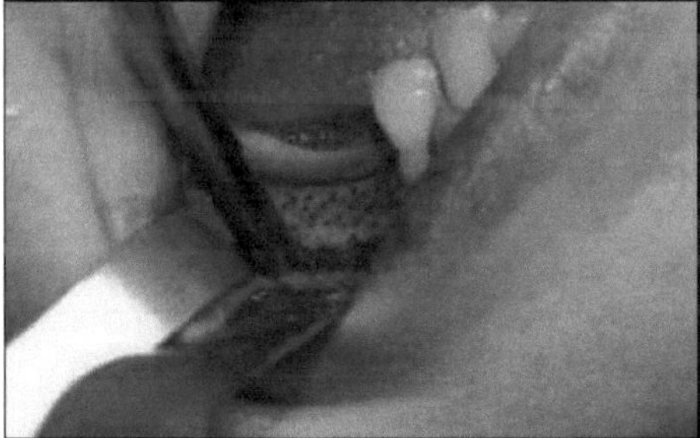

Figura 25. Corte (sob sucção cirúrgica) para fixação do enxerto (27)

Antes de colocar o enxerto, devem ser feitas perfurações no leito do enxerto para favorecer a neovascularização das partículas de osso e estimular a osteogénese.

O posicionamento correto do córtex do enxerto estabiliza as lascas de osso internas e o coágulo sanguíneo, actuando como uma barreira ao crescimento dos tecidos moles, promovendo assim a cicatrização e a re-formação óssea.

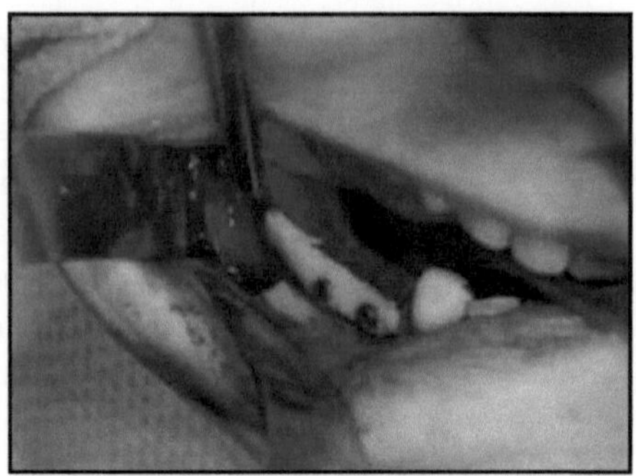

Figura 26. Fixação do córtex do enxerto (27)

No caso de um crete fortemente reabsorvido tanto na direção horizontal como na vertical, é possível corrigir a deficiência óssea em ambas as direcções ao mesmo tempo, utilizando a técnica de cofragem dupla, usando as corticais vestibular e lingual.

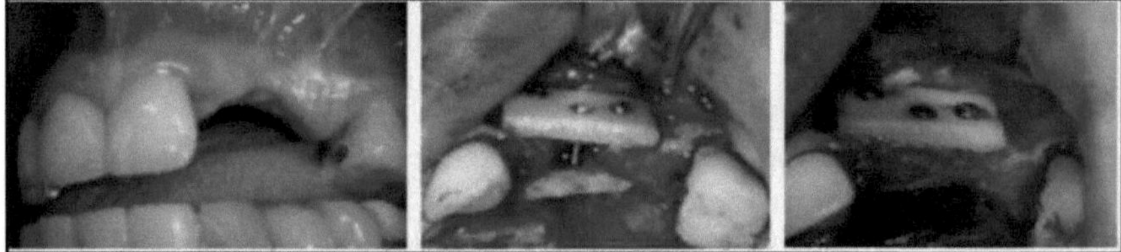

Figura 27. Técnica de cofragem dupla para corrigir um defeito combinado (14)

4.2.4. Próximas etapas

4.2.4.1. Cura

Independentemente da técnica de enxerto adoptada, o tempo de cicatrização é relativamente curto, variando entre 4 e 6 meses. A colocação de implantes só é indicada quando o feixe cónico de controlo mostra uma regeneração óssea completa do defeito. Os tempos de cicatrização dos implantes subsequentes baseiam-se na qualidade de cicatrização do local do enxerto, o que geralmente resulta numa fase de cicatrização de 4 a 6 meses. Além disso, o implante colocado após o tempo permitido para a ossificação completa apresenta uma boa estabilidade primária devido à boa qualidade óssea oferecida pelo enxerto de aposição. (29)

O enxerto de aposição fornece uma quantidade generosa de osso neoformado até 7 mm de largura.

Da mesma forma que para a zona dadora, a cicatrização completa a este nível demora relativamente 4 meses.

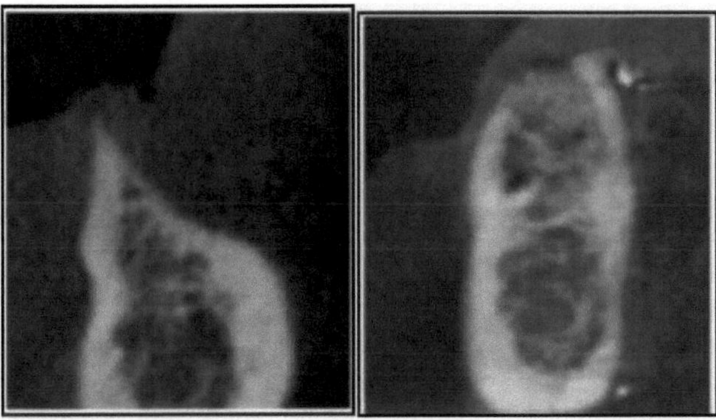

Figura 28. Neoformação óssea completa 4 meses após o enxerto form-fit (27)

Os sinais radiológicos de sucesso do enxerto são :

- A fusão do osso cortical com o osso da creta residual.
- Formação óssea em harmonia com o osso nativo.
- Cartões de rádio em falta.

4.2.4.2. Possíveis complicações

- A complicação mais comum e prejudicial associada aos enxertos ósseos é a deiscência da ferida e a exposição óssea durante a cicatrização. Isto deve-se, na maioria das vezes, a uma manipulação inadequada do retalho e à falta de um fecho dos tecidos moles sem tensão.
- O risco de reabsorção do enxerto varia entre 25% e 50% durante os primeiros 6 meses. Alguns autores recomendam a sobre-correção do defeito ósseo como medida de precaução.
- As infecções pós-operatórias no local recetor causam a falência parcial ou total do enxerto.
- Dor pós-operatória e redemas nas zonas dadoras.
- Risco de disestesia e parestesia na região das zonas dadoras devido à lesão das estruturas nervosas durante a colheita.

4.3. Expansão transversal do osso

4.3.1. Definição

O método de expansão da creta alveolar foi originalmente desenvolvido pelo Dr. Hilt Tatum na década de 1970 e era comummente referido como a técnica de divisão da creta, expansão óssea ou expansão da creta.

O seu objetivo é encorajar a formação óssea à volta dos locais dos implantes através da criação de osteotomias ósseas que permitem o reposicionamento do córtex vestibular após uma fratura em "green stick" da parede óssea vestibular. Desde a sua introdução, foram efectuados numerosos estudos para demonstrar que a técnica de divisão do córtex alveolar é uma alternativa eficaz aos procedimentos tradicionais de aumento alveolar horizontal. (30)

4.3.2. Caraterísticas de um candidato a creta para expansão da crista

A técnica de expansão óssea nem sempre é aplicável a defeitos ósseos horizontais. Devem estar reunidas várias condições ao nível do defeito residual para que esta técnica possa ser utilizada corretamente:

- Uma espessura mínima de 3 mm, que permite efetuar uma osteotomia sem danificar as corticais.
- Está disponível uma altura de crista adequada de, pelo menos, 7 mm.
- As corticais devem ser suficientemente finas para proporcionar um grau de maleabilidade que facilite a expansão e reduza o risco de fratura.
- As paredes devem ser convergentes e paralelas após a expansão.
- Uma inversão articular não superior a 3 mm, que permite obter uma relação inter-arcos ideal após a operação.
- Uma orientação da crista favorável à tração da osteotomia. (14)

4.3.3. Protocolo de funcionamento

O protocolo operatório para esta técnica difere consoante a arcada, devido à diferença de densidade óssea em cada arcada. Na maxila, a expansão é efectuada num único passo cirúrgico, podendo a expansão óssea e a colocação do implante ser realizadas em simultâneo. Na mandíbula, a operação é realizada em 2 etapas para evitar a fratura da cortical. (31)(32)

No pré-operatório, é essencial avaliar o rebordo alveolar visualmente e por palpação. A palpação do rebordo com dois dedos e o seu deslizamento ao longo do rebordo dá uma sensação tátil da sua finura, bem como detecta a presença de sulcos ósseos(31).

Existem 2 intervenções cirúrgicas possíveis:

- Expansão da creta por "fratura óssea
- Alastramento ósseo" expansão da creta por dilatação

Vamos agora descrever a técnica de espalhamento ósseo utilizada para tratar o 2º caso clínico.

4.3.3.1. Espalhamento ósseo (33)

A técnica de espalhamento é uma alternativa ao método do osteótomo de Summers e utiliza parafusos ou espaçadores especialmente cónicos para exercer uma compressão lateral sobre o osso e aumentar a densidade da região esponjosa adjacente ao local. Este espaçador permite uma dilatação controlada e normalizada do osso horizontal. Esta técnica envolve o aumento do osso horizontal com um trauma mínimo para a colocação simultânea de implantes.

Uma das principais vantagens da técnica de expansão da crista é o facto de ser menos invasiva. Esta técnica permite reforçar a densidade do osso maxilar, o que promove uma maior estabilidade inicial do implante.

A técnica cirúrgica inicia-se com uma incisão na crista, seguida do descolamento de um retalho de espessura total para expor o creta alveolar. No entanto, alguns autores recomendam a utilização de retalhos de espessura parcial para o fornecimento de sangue e a vascularização periosteal, o que garante a vitalidade do segmento deslocado. De facto, a revascularização do segmento deslocado já não provém do osso esponjoso interno, como acontece com outras técnicas de aumento ósseo, mas sim do periósteo externo. O periósteo desempenha um papel essencial na vascularização do córtex separado e na osteogénese no local subsequente. Gray et al concluíram que pelo menos um terço da osteogénese poderia ser atribuído apenas ao periósteo. No entanto, o descolamento completo de um retalho de espessura total resulta na remoção do pedículo vascular periosteal do córtex vestibular, levando à formação de um fragmento livre desvascularizado, que induz a reabsorção.

Em seguida, os locais a implantar foram marcados com uma primeira broca que girava a 18 000 rpm, beneficiando de uma irrigação generosa com soro fisiológico estéril, o que permitiu a extração da placa cortical. A utilização desta broca evita assim o desarranjo do instrumento seguinte.

A broca piloto é então introduzida, criando uma cavidade óssea sub-dimensional (mais pequena do que o normal) que atinge a profundidade desejada.

Segue-se a passagem sucessiva de uma série de espalhadores (a ordem de diâmetro e a codificação dos instrumentos devem ser respeitadas) (figura), tendo o cuidado de avançar o mais lentamente possível. Os expansores devem ser cuidadosamente aparafusados utilizando um transportador adequado e, se necessário, o condutor.

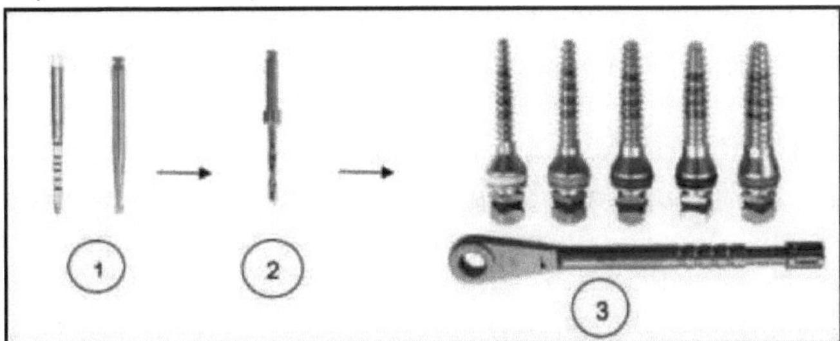

Figura 29. Sequência de expansores utilizados para alargar a crista (14)

Com cada inserção de um expansor maior, o osso é deslocado lateralmente até se atingir a largura pretendida. O implante deve ser ligeiramente maior em diâmetro do que o local criado pelo último expansor.

No final deste procedimento, os retalhos são suturados hermeticamente na sua posição original.

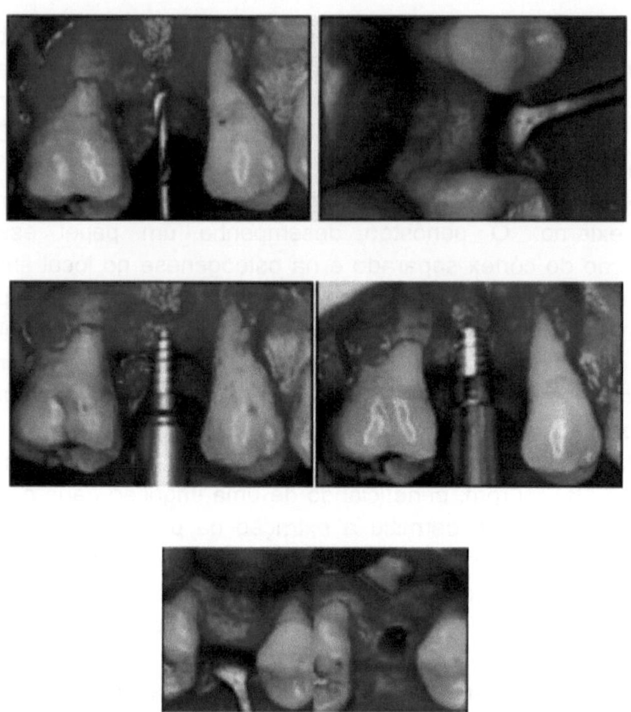

Figura 30. Sequência do procedimento cirúrgico para dilatação da creta (33)

Recomenda-se um tratamento de 7 dias com antibióticos e analgésicos para prevenir eventuais complicações pós-operatórias.

Os doentes devem ser aconselhados a não enxaguar a boca vigorosamente e a utilizar sacos de gelo na área cirúrgica durante as primeiras 24 horas após a operação.

4.3.4. Cuidados pós-operatórios

A expansão óssea horizontal pode resultar num aumento médio do volume ósseo de 5 mm ou mais, consoante a técnica utilizada. Um estudo efectuado em 6 pacientes submetidos a expansão óssea mostrou um aumento ósseo que varia entre 5,6 e 7,33 mm (34).

Utilizando um procedimento de creta em duas fases, a largura da creta pode ser duplicada ou mesmo triplicada (31).

O vazio ósseo alargado pode por vezes atingir uma espessura de 9 mm. No entanto, é fundamental ter em conta a eventual reabsorção óssea, que pode levar a uma redução de alguns milímetros do volume ganho (em média 1,5 mm). Por conseguinte, a creta pode ter um volume de 7 mm após a operação. (14)

Este procedimento é menos propenso a reabsorções e complicações infecciosas. É certo que a abordagem cirúrgica em duas fases reduz as possíveis complicações pós-operatórias e proporciona um resultado mais estável a longo prazo. (30) (31)

Além disso, a piezocirurgia é mais eficaz na expansão do osso durante as fases iniciais da cicatrização óssea. Este método conduz a um aumento mais antecipado das proteínas morfogenéticas ósseas, proporciona um melhor controlo do processo inflamatório e estimula a osteogénese (34).

4.3.5. Comparação com outras técnicas de aumento (35) (36)

A técnica da creta divisória oferece vantagens significativas em termos de aumento. De facto, reduz o tempo de tratamento em comparação com os métodos tradicionais de enxerto ósseo, uma vez que não requer um período de cicatrização óssea de 4 a 6 meses antes da colocação do implante. Além disso, minimiza as complicações ao evitar a necessidade de um segundo local cirúrgico para a colheita de osso, o que causa uma série de problemas intra e pós-operatórios, como a reabsorção imprevisível do material de enxerto autógeno, o tempo de tratamento prolongado para o paciente devido a um período de cicatrização do enxerto autógeno, os riscos de danos nas estruturas vasculares e neurais gerados durante a colheita e a possibilidade de exposição do enxerto.

Além disso, esta abordagem parece ser menos agressiva e menos invasiva do que outras técnicas, como o enxerto autógeno de aposição.

Um estudo comparativo entre a técnica split-crete e o enxerto de bloco de osso autógeno não revelou qualquer diferença significativa na sobrevivência do implante entre as duas modalidades de tratamento. Da mesma forma, a quantidade de osso regenerado por estas duas abordagens parece ser semelhante.

No entanto, é importante notar que as indicações para a técnica de expansão da creta requerem uma largura mínima da creta horizontal de cerca de 3 mm.

É também necessário utilizar um retalho de espessura parcial, especialmente para a técnica de expansão por fratura óssea, a fim de preservar a vascularização periosteal do fragmento vestibular e evitar a sua reabsorção, o que pode constituir uma dificuldade adicional, tornando o protocolo operatório dependente.

Além disso, os défices alveolares mandibulares com falta de elasticidade, elevada densidade cortical ou proximidade da linha oblíqua externa na região posterior da mandíbula dificultam a mobilidade e a expansão das fendas corticais.

No entanto, no caso de défices alveolares graves acompanhados de placas ósseas corticais espessas, o resultado do tratamento após um cruzado dividido pode ser comprometido. Isto deve-se ao facto de ser necessário intervir na camada de osso esponjoso para facilitar a utilização de instrumentos para expandir a creta alveolar e garantir um fornecimento adequado de sangue durante a fase de cicatrização.

CAPÍTULO V

5.
CASOS CLÍNICOS DE AUMENTO HORIZONTAL

5. CASOS CLÍNICOS DE AUMENTO HORIZONTAL

5.1. Caso clínico n.º 1

O paciente S.F, de 30 anos de idade, em bom estado de saúde geral, consultou o serviço de medicina dentária do Hospital Universitário Farhat Hached de Sousse, para reabilitação implanto-suportada dos dentes 11 e 12, que tinham sido extraídos na sequência de fracturas corono-radiculares causadas por um traumatismo antigo.

O exame clínico do local anterior revela :

- A ausência clínica de 11 e 12.
- uma crista reta, fina e indentada na direção horizontal com uma depressão vestibular percetível à palpação.
- Higiene insuficiente.
- Um biótipo periodontal espesso.

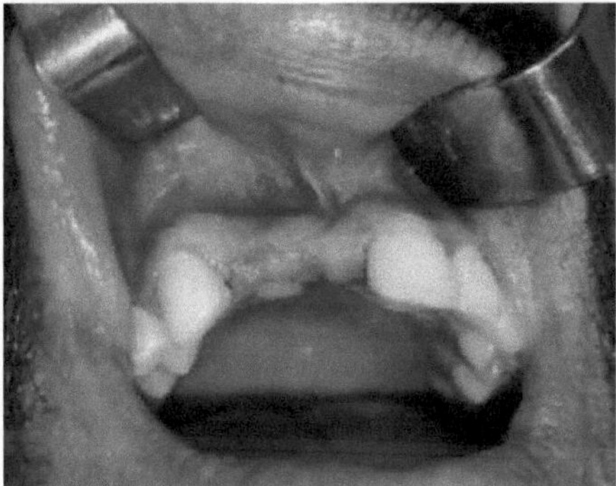

Figura 31. Vista endo-bucal mostrando a ausência de 11 e 12

Exame radiológico :

Foi efectuado um exame do feixe cónico maxilar: as secções coronais oblíquas que passam pelo sector edêntulo revelaram um defeito ósseo horizontal grave nos locais 11 e 12.

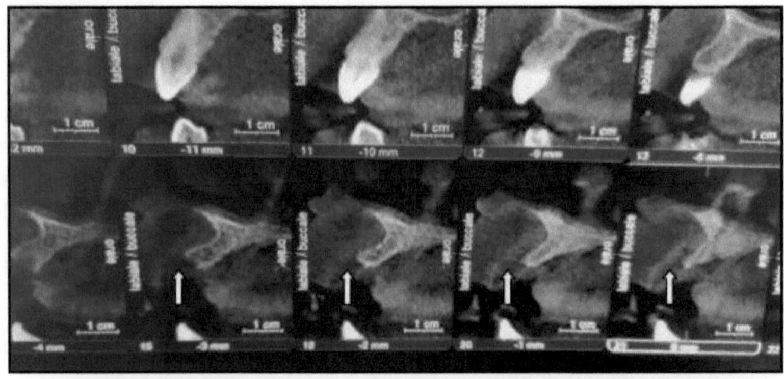

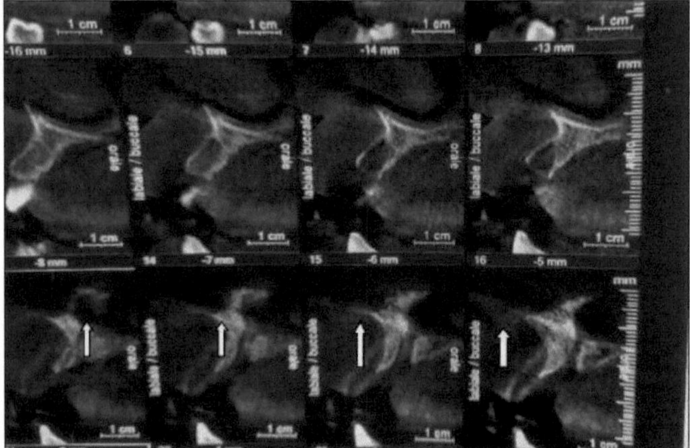

Figura 32. Secções coronais oblíquas através dos locais 11 e 12 mostrando insuficiência de volume horizontal com uma fenda de 3 mm de largura.

Decisão terapêutica :

Reabilitação implanto-suportada de 11 e 12 com a utilização de um enxerto de cofragem autógeno, utilizando uma colheita sinfisária pré-implantar para corrigir o defeito ósseo horizontal.

Protocolo de funcionamento :

As etapas do protocolo de funcionamento são ilustradas nas figuras seguintes:

Enxerto pré-implantar :

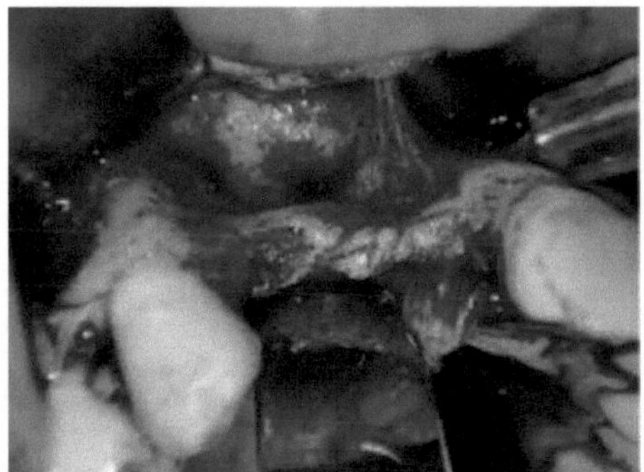

Figura 33. Após a anestesia, é efectuada uma incisão, seguida de descolamento do retalho em toda a espessura da zona recetora, para revelar o defeito ósseo horizontal.

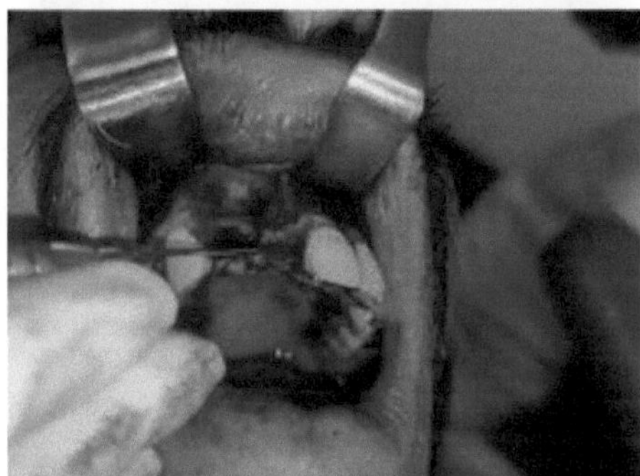

Figura 34. Desbridamento do tecido de granulação e fibroso, estimulação endosteal e verificação intra-operatória do tamanho do enxerto.

Amostragem da sínfise:

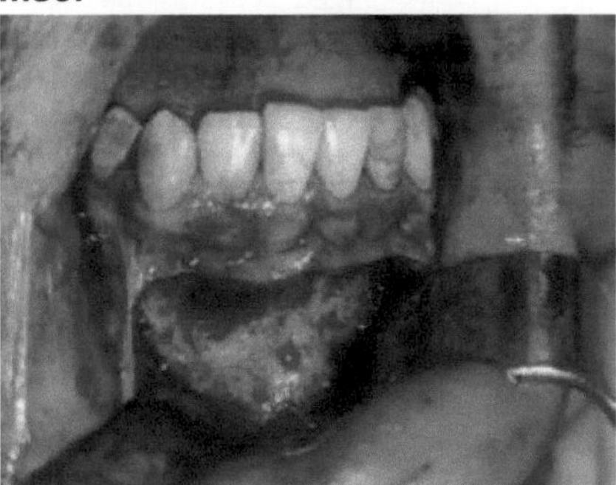

Figura 35. Após a anestesia, foi efectuada uma incisão na base do vestíbulo, 5 mm para além da linha muco-gengival que vai de canino a canino, e o retalho foi descolado libertando as ligações musculares na região do mento.

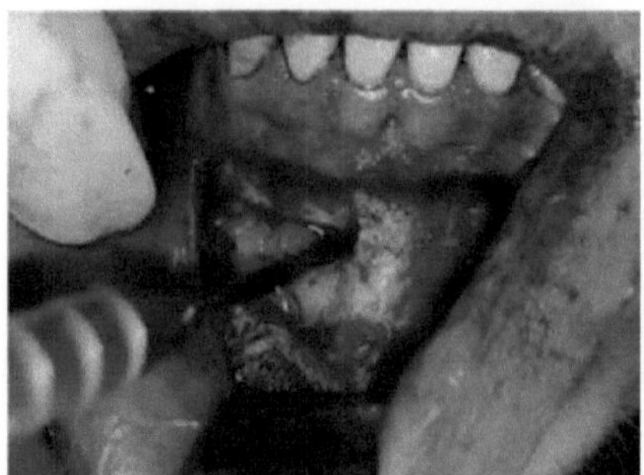

Figura 36. Após a piezocirurgia do traçado da osteotomia, da deslocação e da colheita do enxerto, foi colocado o PRF (de modo a reduzir as complicações pós-operatórias).

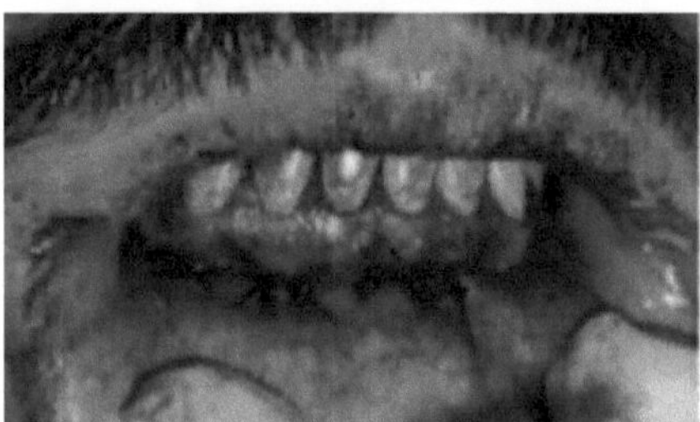

Figura 37. Fecho da ferida com suturas separadoras e herméticas (suturas efectuadas em 2 planos: muscular e mucoso)

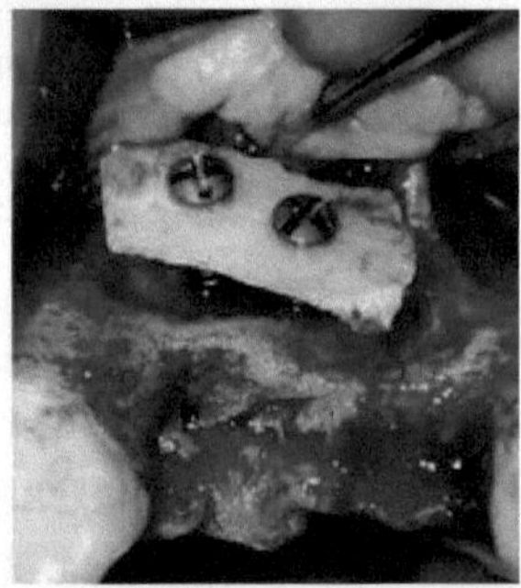

Figura 38. Adaptação e fixação do enxerto cortical com 2 parafusos de osteossíntese.

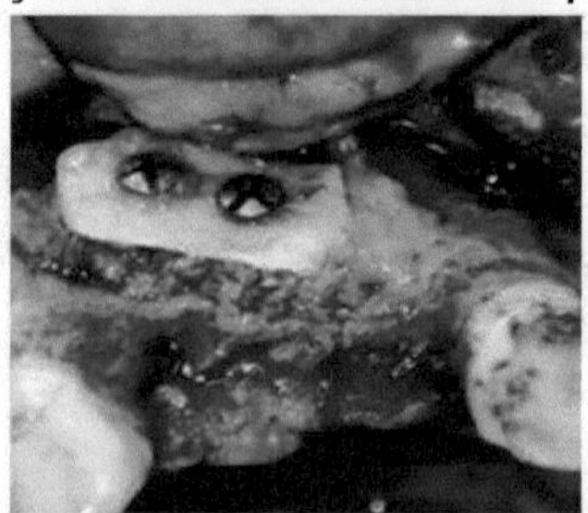

Figura 39. Preenchimento do espaço criado entre o enxerto cortical e a crista residual deficiente com osso esponjoso autógeno moído.

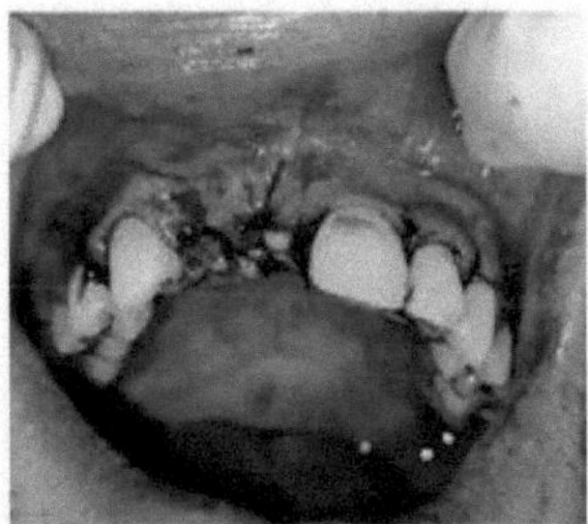

Figura 40: Reposicionamento do retalho descolado e encerramento da ferida com suturas herméticas sem tensão.

<♦ **Controlo de cura após 10 dias:**

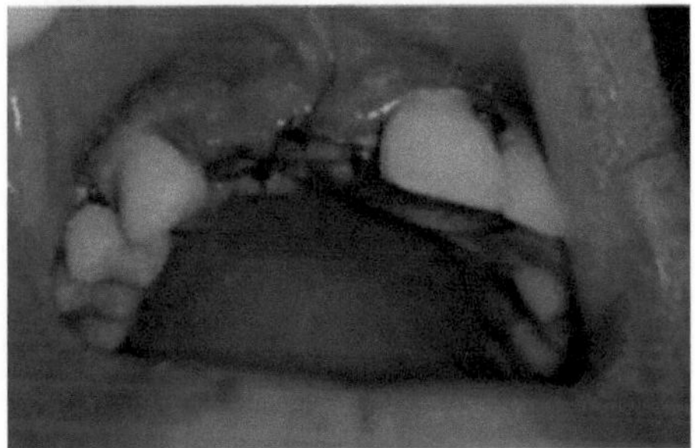

Figura 41. Cicatrização favorável no local recetor: ferida fechada sem sinais de inflamação. A temporização foi conseguida com uma ponte colada em 21 e 13.

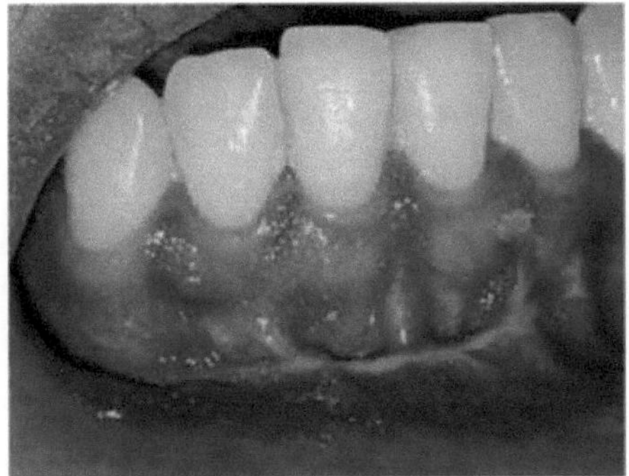

Figura 42. Aspeto pós-operatório da zona dadora aos 10 dias: A cicatrização é favorável.

*** Planeamento e colocação de 2 implantes após 4 meses:**

Cirurgia de reentrada após 4 meses de cicatrização (o tempo necessário para a neo-formação óssea após o enxerto de cofragem):

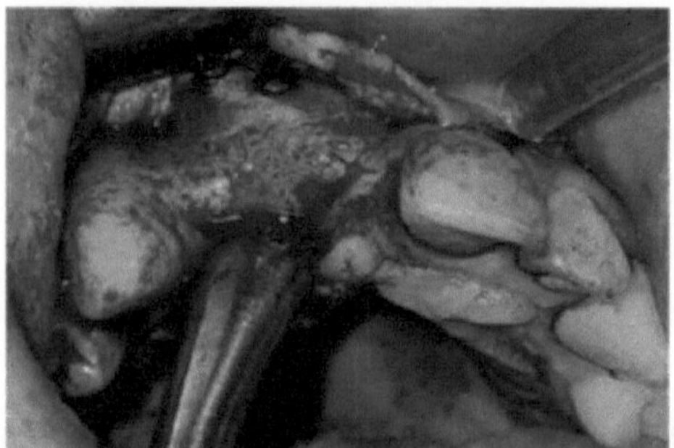

Figura 43. Ganho significativo de volume ósseo após 4 meses, permitindo o posicionamento ideal dos implantes

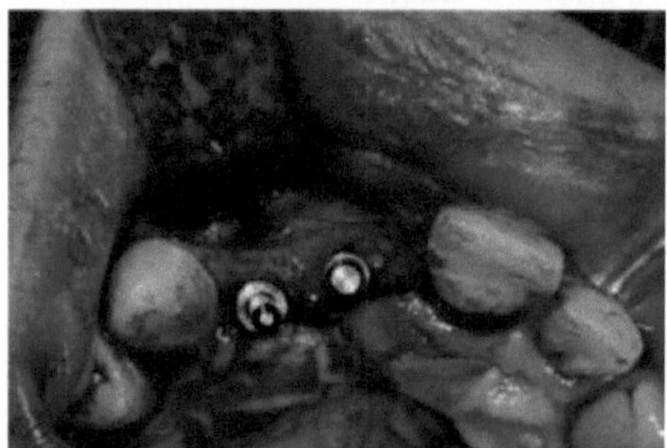

Figura 44. Colocação de 2 implantes nos locais 11 e 12 com enterramento do implante.

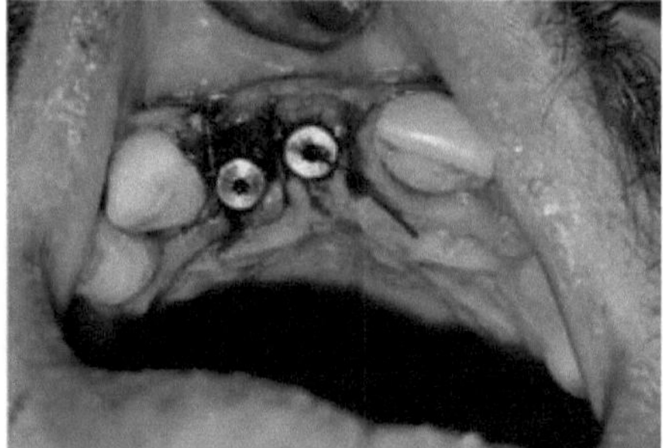

Figura 45. Após 3 meses, colocação de 2 parafusos de cicatrização com um retalho deslocado apicalmente

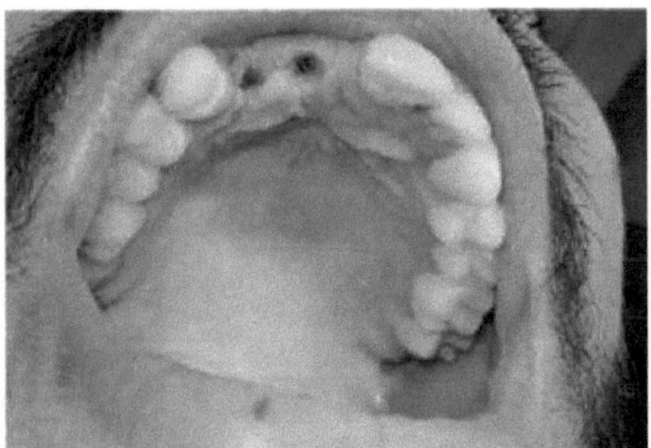

Figura 46. Remoção dos parafusos de cicatrização: o local está bem cicatrizado e os 2 implantes estão estáveis e bem integrados.

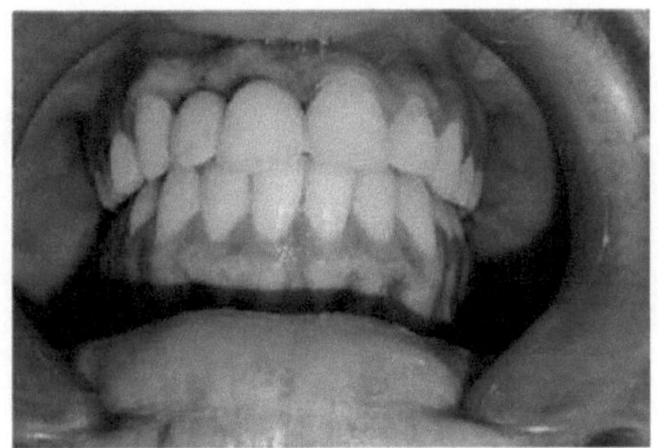

Figura 47. Fabrico de próteses provisórias em resina PMMA

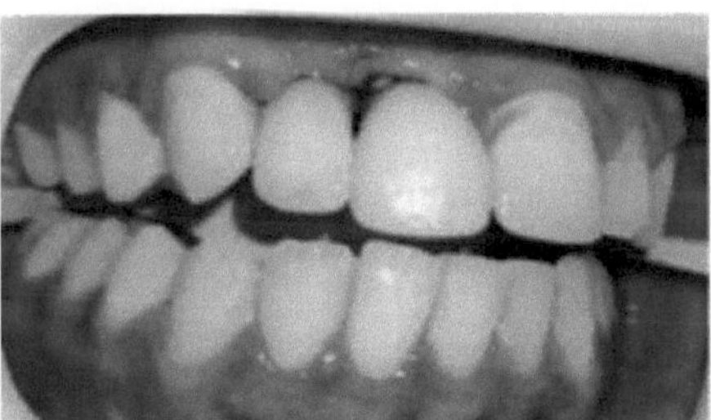

Figura 48. Aspeto clínico 3 semanas após a colocação das próteses provisórias: está planeado um enxerto de tecido conjuntivo enterrado para recriar a papila dentária entre 2 das próteses implanto-suportadas, com modelação das 2 próteses provisórias para ajustar o perfil de emergência.

5.2. Caso clínico n.º 2

O paciente D.K, de 60 anos, em bom estado de saúde geral, apresentou-se no serviço de medicina dentária do Hospital Universitário Farhat Hached de Sousse para reabilitação protética dos dentes 14 e 15. Estes 2 dentes foram considerados não conserváveis e já tinham sido extraídos há 4 meses.

Exame clínico :

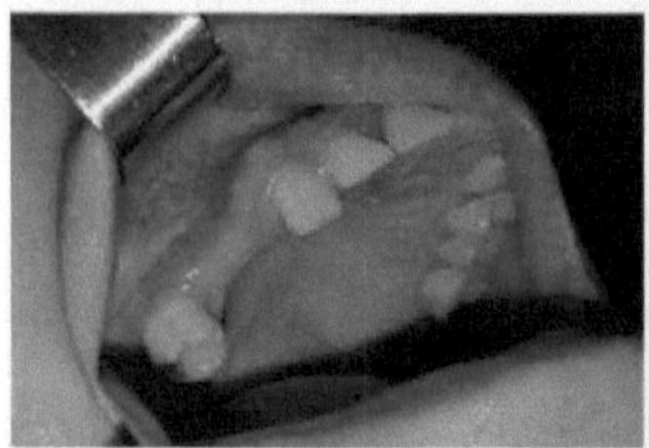
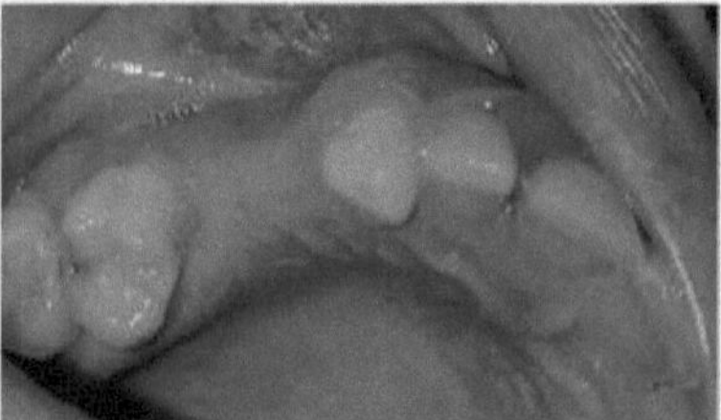

Figura 49. Vista endo-oral da crista edêntula mostrando uma higiene satisfatória com um biótipo periodontal espesso.

Exame radiológico :

O exame de feixe cónico do maxilar mostrou uma insuficiência moderada do volume ósseo transversal nos locais 14 e 15.

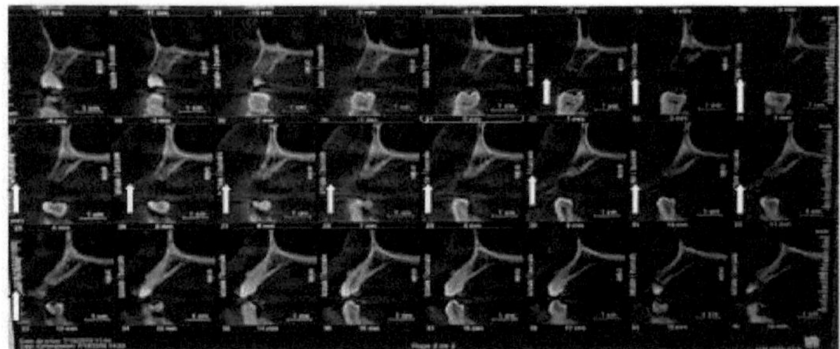

Figura 50: Secções coronais oblíquas através da crista edêntula maxilar, mostrando o volume ósseo horizontal insuficiente nos locais 14 e 15.

Decisão terapêutica :

Reabilitação implanto-suportada do 14 e 15 com expansão da creta per-implantar utilizando a técnica de dilatação "bone speading".

Protocolo de funcionamento :

As etapas do protocolo de funcionamento são ilustradas nas figuras seguintes:

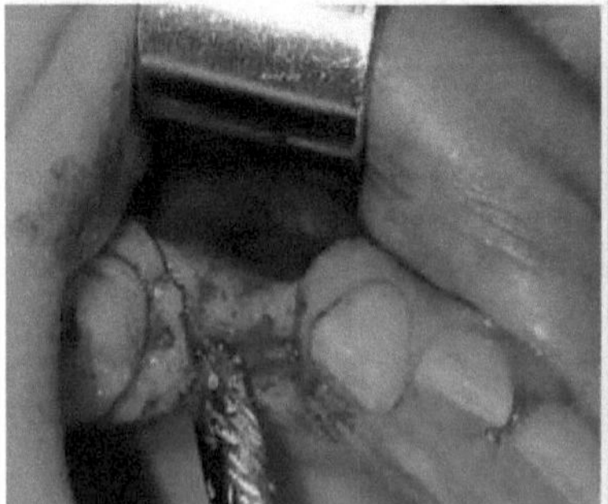
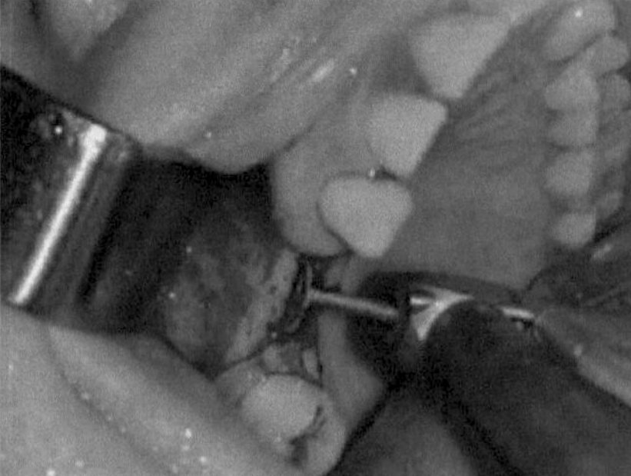

Figura 51. Após anestesia e descolamento do retalho, foi efectuada uma osteotomia profunda da crista com uma serra de osso montada num contra-ângulo.

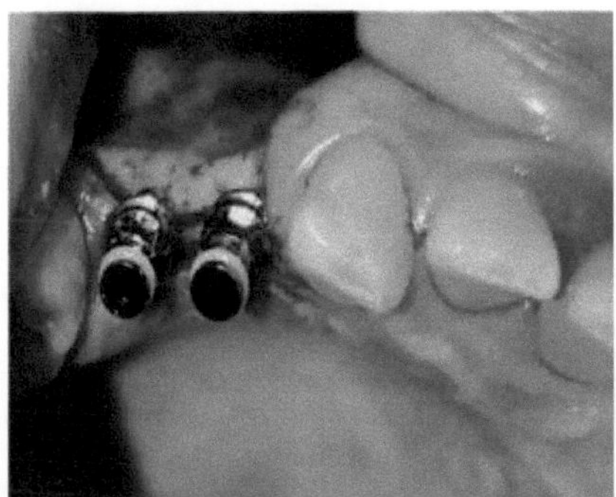

Figura 52. Passagem sucessiva de uma série de espátulas em ordem ascendente para permitir a expansão da creta.

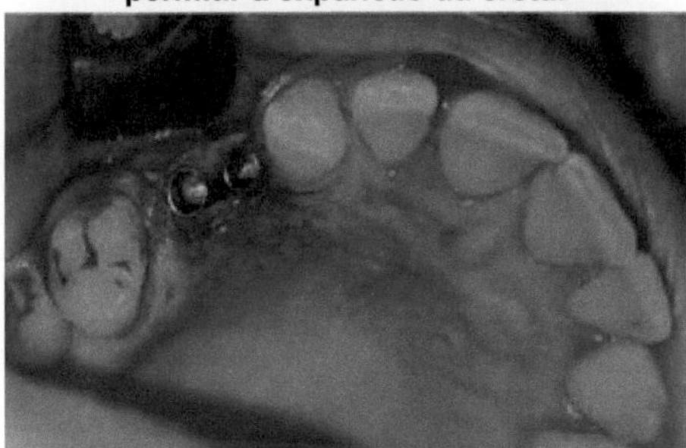

Figura 53. Colocação de 2 implantes com um diâmetro de 3,7 mm nos locais 14 e 15 após expansão da creta.

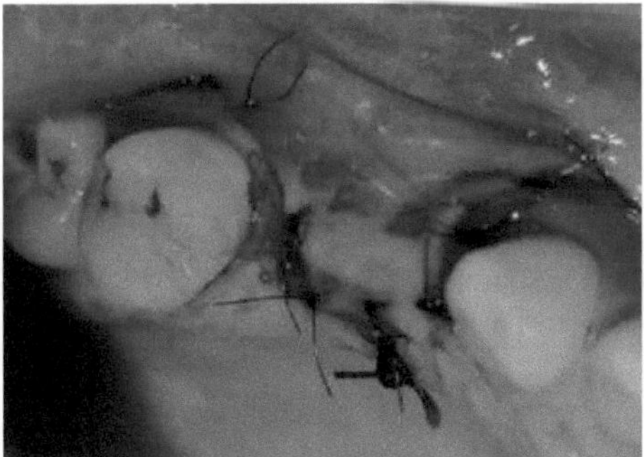

Figura 54. Fecho da ferida com suturas herméticas.

Estágios protéticos após 3 meses:

Após a remoção dos parafusos de cicatrização, os 2 implantes nos locais 14 e 15 estavam bem osseointegrados e estáveis, rodeados por um volume ósseo horizontal suficiente, o que nos permitiu iniciar a fase protética:

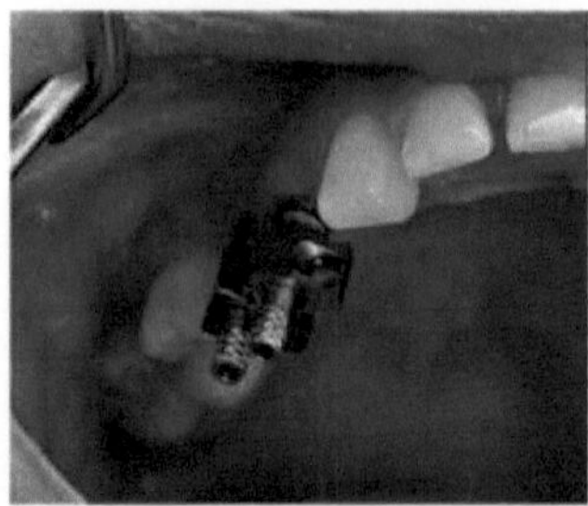

Figura 55. Posicionamento das 2 transferências de recolha para a impressão de trabalho

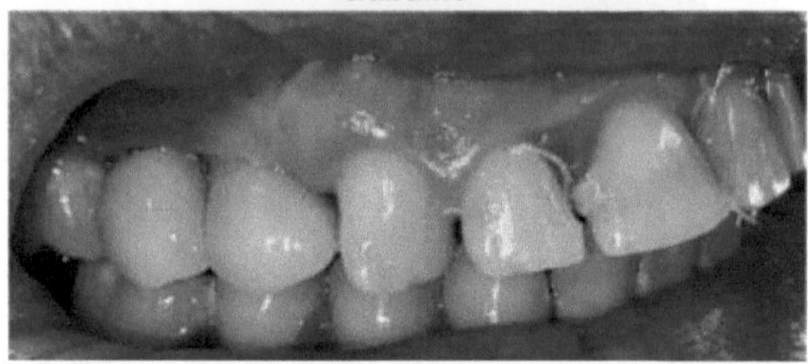

Figura 56. Reabilitação protética definitiva implanto-suportada esteticamente satisfatória de 14 e 15.

5.3. Caso clínico n.º 3

Uma paciente de 31 anos de idade, A.D, em bom estado de saúde geral, consultou o serviço de medicina dentária do Hospital Universitário Farhat Hached em Sousse para reabilitação protética da região pré-molar direita desdentada.

O exame clínico revelou um espaço limítrofe entre o 13 e o 16 e uma crista fina, em ponta de faca, com uma depressão vestibular. No entanto, a altura da gengiva queratinizada era suficiente.

O exame radiológico das secções coronais oblíquas do feixe cónico maxilar que atravessam a região edêntula confirma a presença de um defeito ósseo horizontal significativo com 3 paredes. Existe uma concavidade vestibular em toda a altura da crista edêntula.

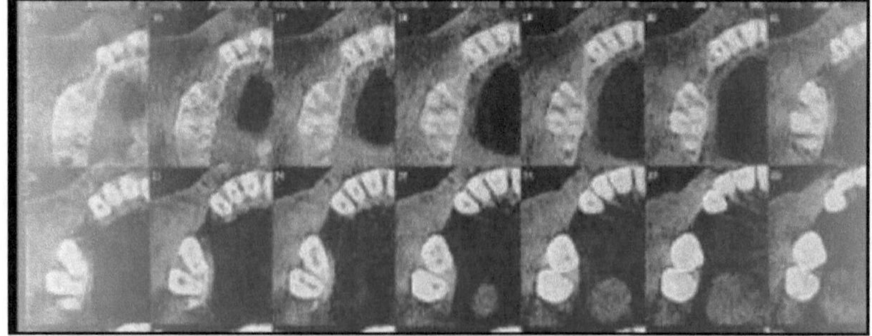

Figura 57. Cortes axiais mostrando o defeito ósseo horizontal no sector pré-molar

direito

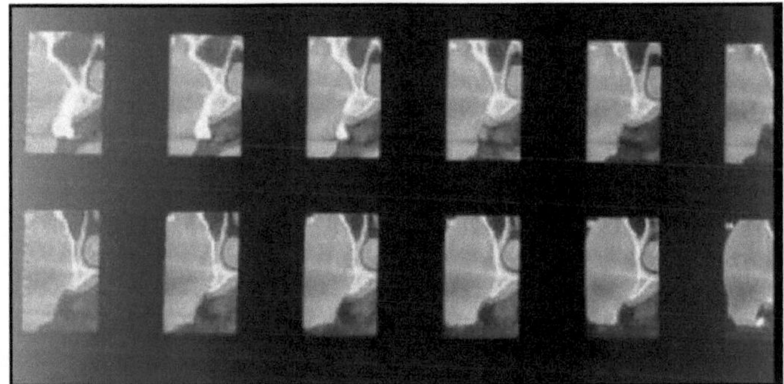

Figura 58. Secções coronais oblíquas mostrando o defeito ósseo horizontal na área do pré-molar direito

Decisão terapêutica :

Reabilitação implanto-suportada do 14 e do 15 com regeneração óssea pré-implantar guiada por uma membrana de colagénio bovino reticulado e preenchimento com uma mistura de substituto ósseo xenogénico através da técnica "tenting screw". Está também planeada a abertura do espaço mesio-distal através da distalização do 16 com tratamento ortodôntico no pós-operatório, de modo a criar espaço para a prótese implanto-suportada do 14 e do 15.

Protocolo de funcionamento :

As etapas do protocolo de funcionamento são ilustradas nas figuras seguintes:

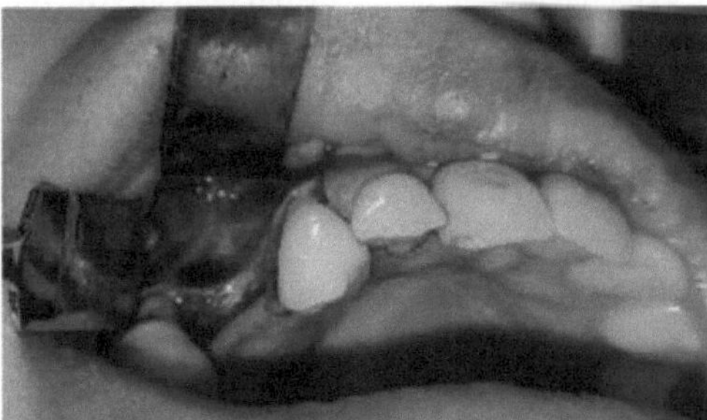

Figura 59. Anestesia, incisão com um único desvio em direção à superfície mesial do canino, descolamento do retalho de espessura total, desbridamento do local para eliminar o tecido fibroso e o tecido de granulação e proporcionar uma estimulação endosteal, libertação do retalho por dissecção do periósteo.

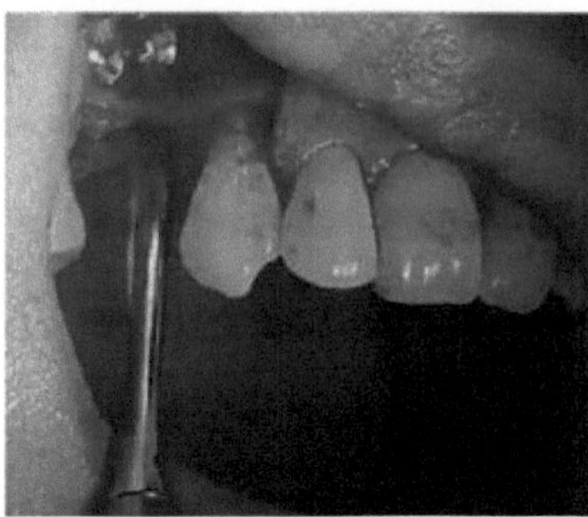

Figura 60: Perfuração no local utilizando uma broca adaptada fixada à peça de mão e inserção dos 2 parafusos de osteossíntese.

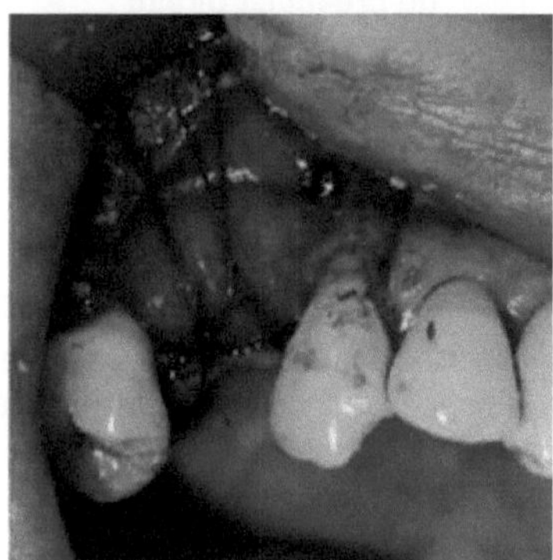

Figura 61. Preenchimento do espaço com um substituto ósseo (xenoenxerto 0,5g GENOSS) + colocação da membrana de colagénio reabsorvível reticulada acima com fixação através de pinos montados em suportes pneumáticos + colocação de suturas periosteais para otimizar a fixação da membrana e assegurar a manutenção do espaço cicatricial.

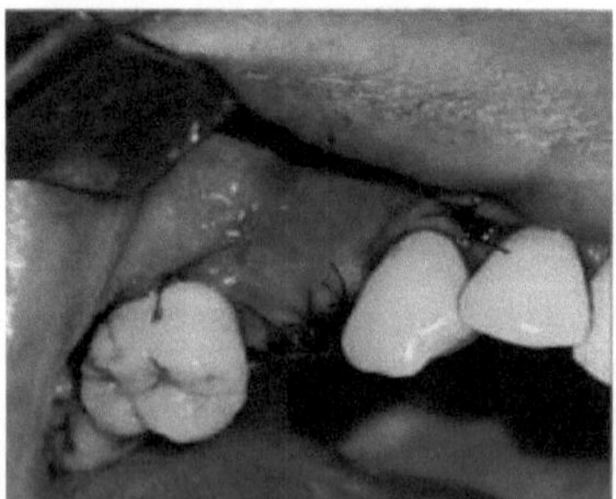

Figura 62. Reposicionamento do retalho e sutura sem tensão

Prescrição de antibiótico à base de amoxcilina (2g/d), paracetamol (3g/d), colutório antissético à base de clorexidina e spray perio kin.

Controlo após 10 dias com remoção dos pontos:

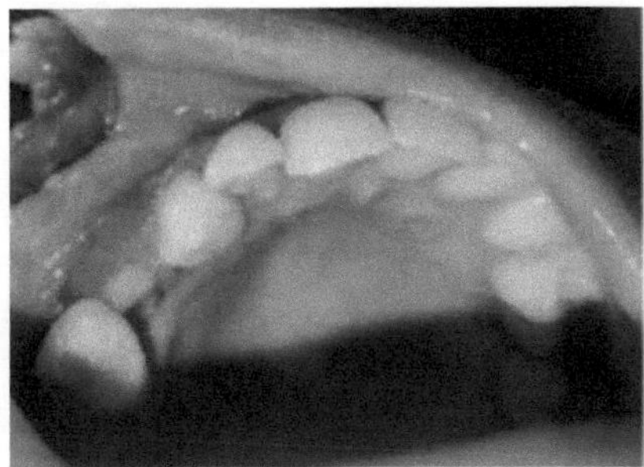

Figura 63. Vista clínica mostrando uma cicatrização favorável do local no pós-operatório D10

Tratamento complementar :

Após 6 meses, quando a neoformação óssea estiver completa (confirmada por exame CBCT), a cirurgia será agendada para colocar implantes nos locais 14 e 15.

5.4. Caso clínico n.º 4

O paciente Oussama M., de 28 anos, consultou o nosso serviço para a substituição de um 21 que tinha sido perdido numa queda desde a infância. O exame clínico revelou uma depressão vestibular significativa e um desvio da linha média inter-incisal.

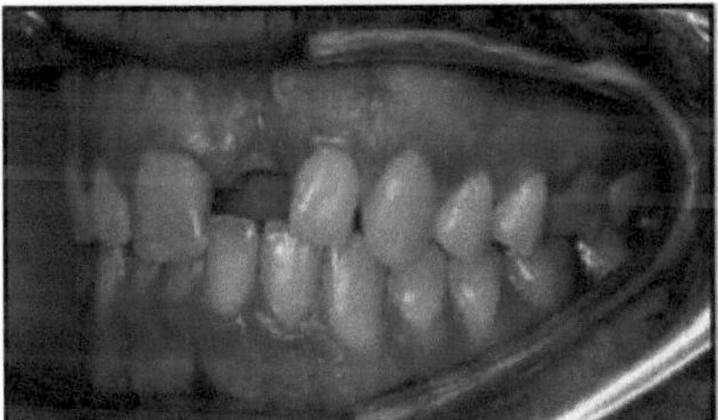

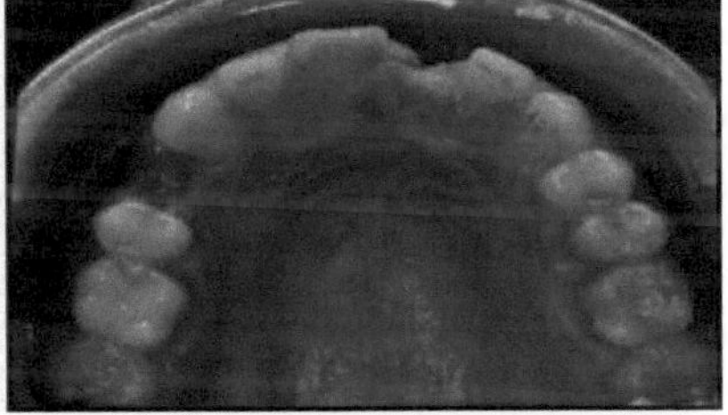

Figura 64. Vista frontal da arcada edêntula Figura 65. Vista oclusal da arcada edêntula

Um Cone Beam pré-implante mostrou uma concavidade vestibular consequente, destacando um defeito ósseo horizontal que exigia um enxerto ósseo pré-implante. Dada a extensão do defeito ósseo, foi adotado um enxerto autógeno em bloco no local do 21, utilizando uma técnica de cofragem. O paciente também foi encaminhado ao ortodontista para alinhamento médio-incisal.

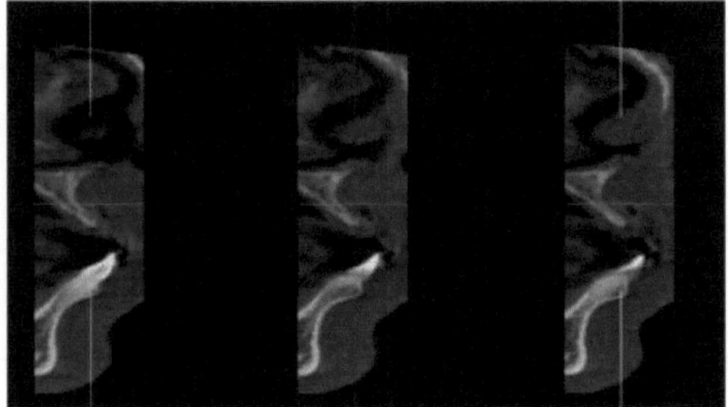

Figura 66. Cone Beam; reabsorção horizontal com concavidade vestibular pronunciada

Fases de funcionamento:

- Preparação da zona recetora: criação de um retalho trapezoidal de espessura total, desbridamento do tecido fibro-inflamatório e dissecção do periósteo para passivar o retalho para um encerramento sem tensão.

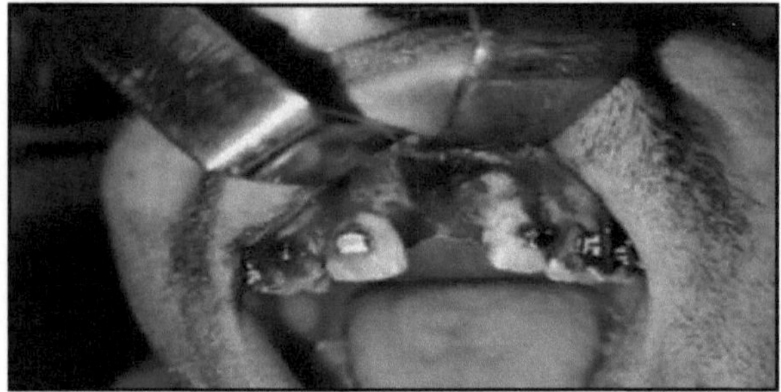

Figura 67. Descolamento do retalho de espessura total

- Após a anestesia, foi efectuada uma incisão na base do vestíbulo, 5 mm para além da linha muco-gengival que vai de canino a canino, e o retalho foi descolado libertando as ligações musculares na região do mento.
- Remoção do bloco de osso autógeno sinfisário Depois de a osteotomia ter sido traçada por piezocirurgia, o PRF foi colocado (para otimizar o período pós-operatório).
- Remoção de partículas de osso autógeno com o raspador de osso.

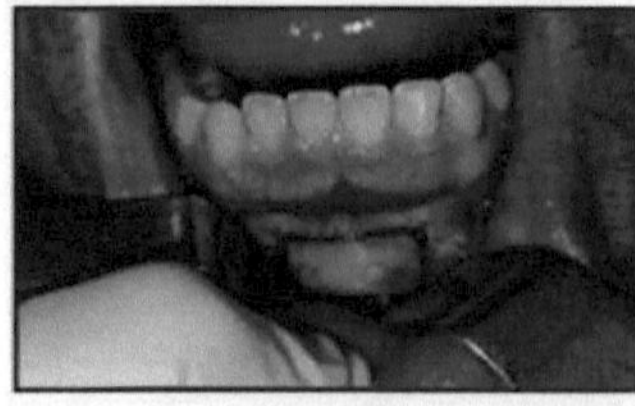

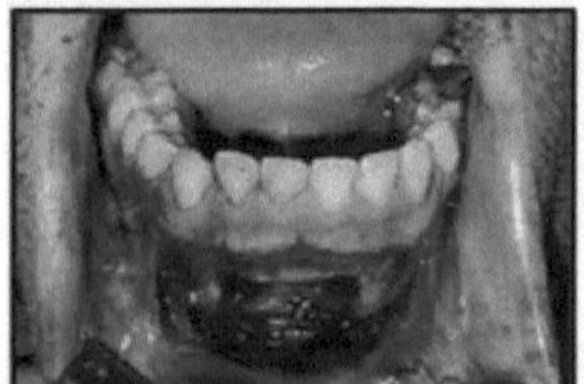

Figura 68. Tracée de l'ostéotomie par piezosurgery Figura 69. Amostragem da sínfise

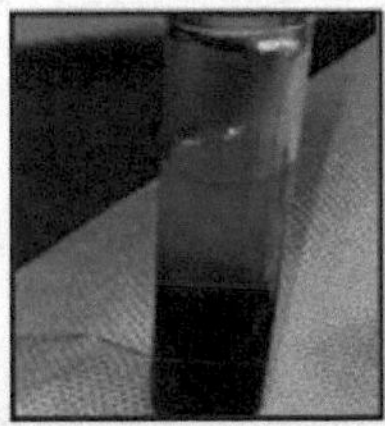

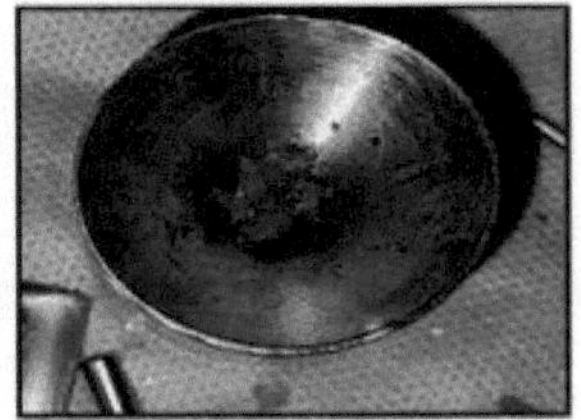

Figura 70. PRF em tubo Figura 71. Particulaire ósseo autógeno melangé au sang

- Fecho da ferida com suturas separadas, e

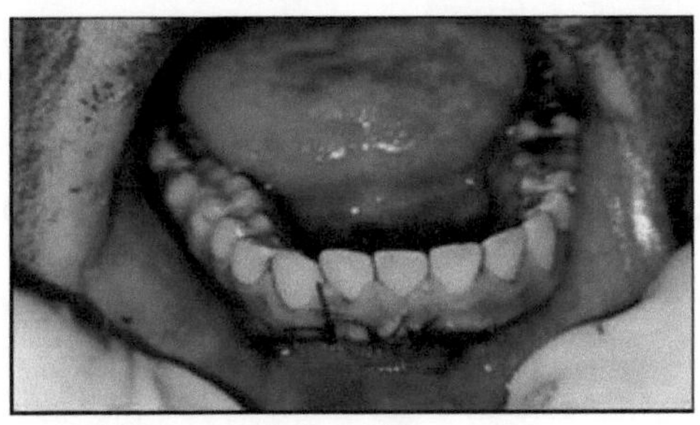

hermética (suturas em 2 planos: muscular e mucoso)

- Adaptação e fixação do enxerto cortical com 2 parafusos de osteossíntese e preenchimento do espaço criado entre o enxerto cortical e o osso residual deficiente com osso esponjoso autógeno particulado.
- Reposicionamento do retalho descolado e encerramento da ferida com suturas herméticas sem tensão e prescrição de antibióticos à base de amoxicilina (2g/d), paracetamol (3g/d), colutório antissético à base de clorexidina e spray Perio kin.

Figura 72. Suturas herméticas da zona dadora

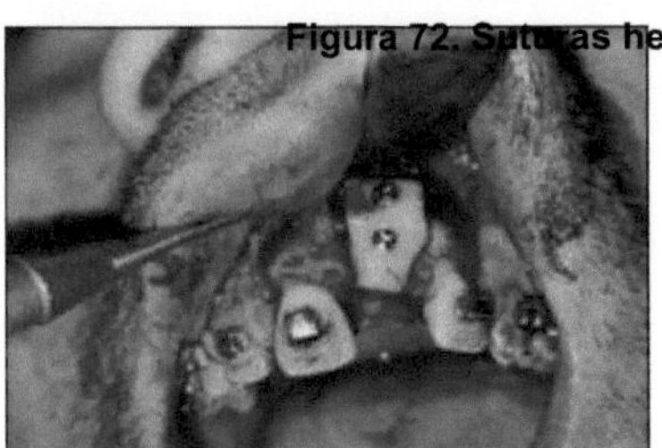

Figura 73. Fixação do enxerto com parafusos de

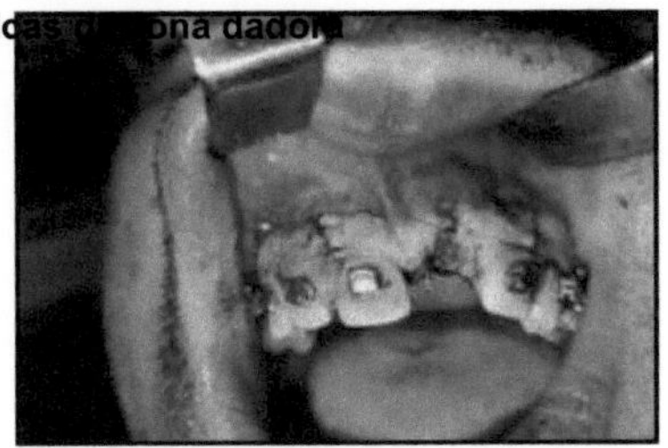

Figura 74. Suturas de feridas herméticas sem tensão

• Após um CBCT de controlo, a cirurgia de reentrada é realizada após 4 meses de cicatrização (o tempo necessário para a neo-formação óssea após o enxerto de cofragem).

• Remoção dos parafusos de osteossíntese e inserção do implante de 21 mm com uma abertura cingular para a prótese aparafusada

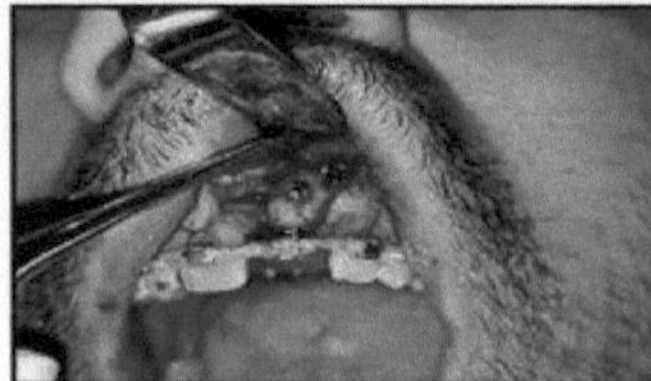

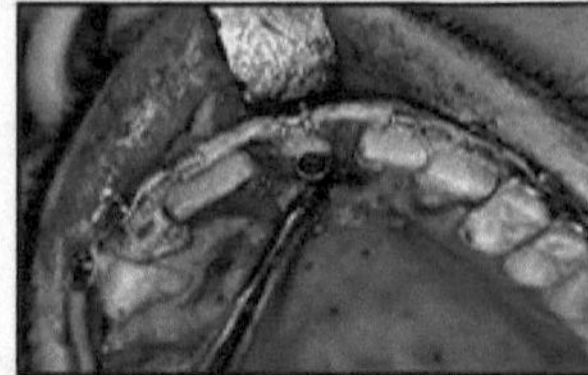

Figura 75. Remoção dos parafusos de fixação Figura 76. Colocação do implante

• Após 2 meses, o parafuso de cicatrização é colocado no sítio.

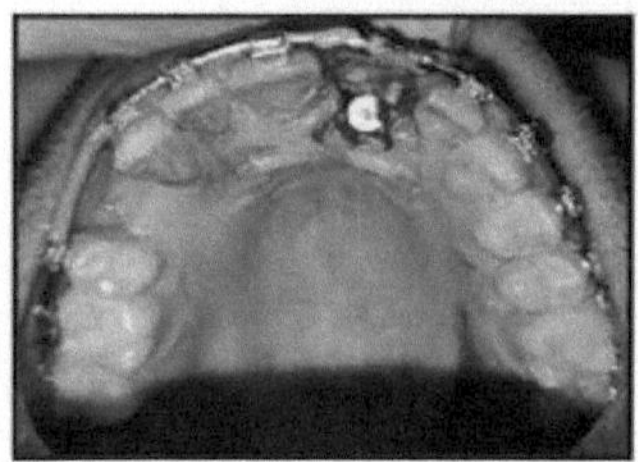

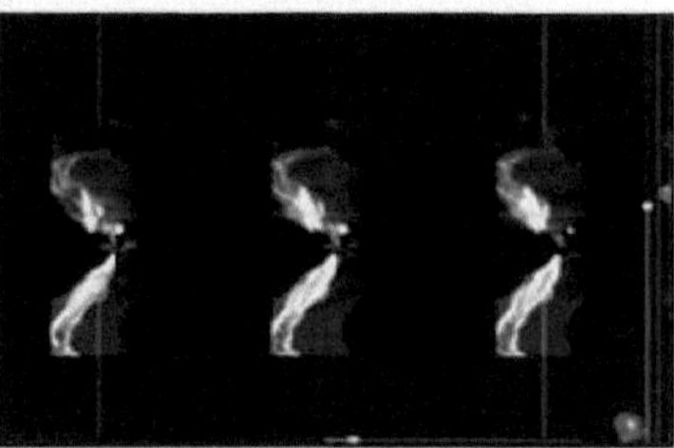

Figura 77. Parafuso de cicatrisação no place Figura 78. Exame de TCFC após 4 meses

• Otimização da espessura dos tecidos moles peri-implantares através da colocação de um enxerto de tecido conjuntivo enterrado utilizando uma técnica de tunelização e fabrico de uma prótese provisória em PMMA para orientar a cicatrização e melhorar o perfil de emergência do implante.

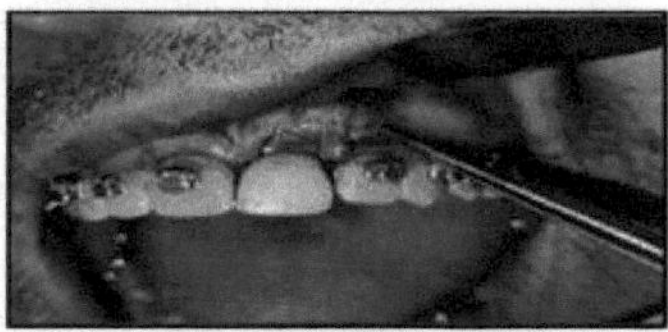
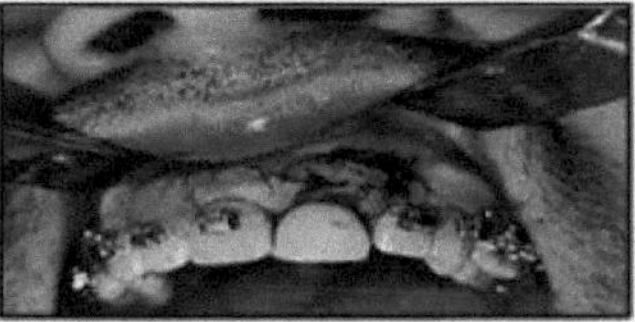

Figura 79. Enxerto conjuntivo enterrado utilizando uma técnica de tunelização, seguido de encerramento da ferida e colocação de uma coroa provisória de PMMA.

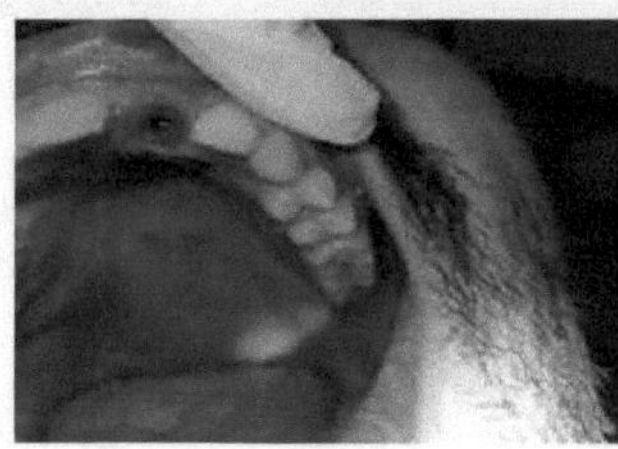
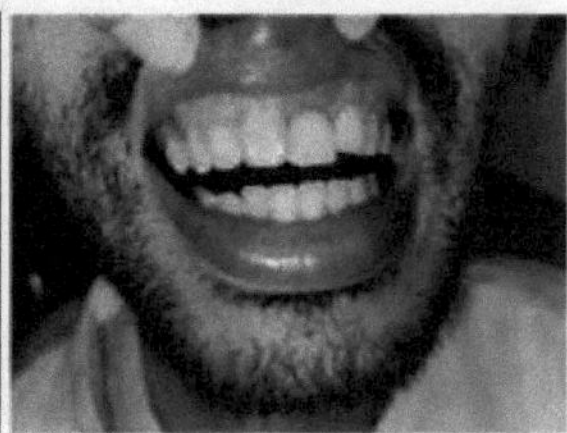

Figura 80: Otimização do perfil de emergência com a prótese provisória

5.5. Caso clínico n.º 5

Paciente Fathi B., 54 anos, em BEG, consultado para reabilitação protética implanto-suportada do sector maxilar direito. O exame Cone Beam pré-implante mostrou uma lise óssea terminal do 12 associada a perda óssea vestibular. 1 mês após o exame de TCFC, o 12 foi avulsionado espontaneamente.

Decisão terapêutica: extração precoce de implantes combinada com ROG per-implante.

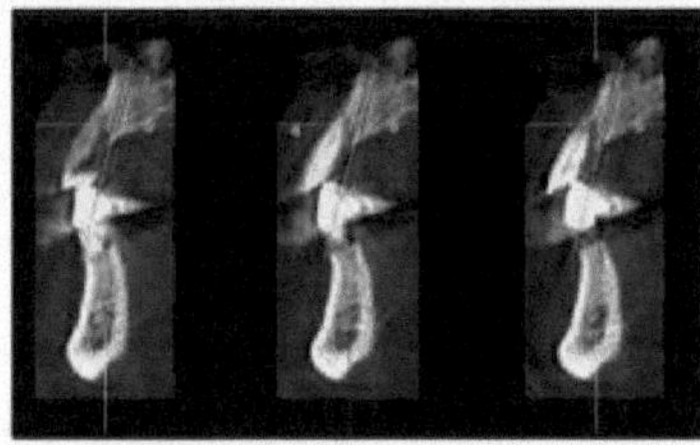
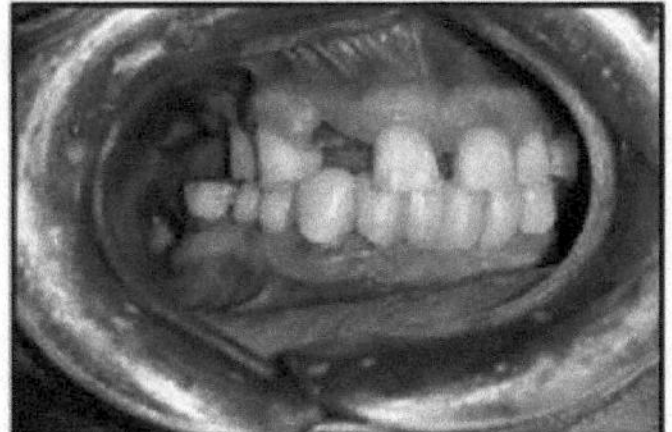

Figura 81. Cone Beam avant a avulsão de la 12 Figura 82. Vista frontal do dente edêntulo

Protocolo cirúrgico :

- Incisão e descolamento de um lambeau de epaisseur completo. Placagem do implante de acordo com a planificação tridimensional: fenestração au nível das voltas vestibulares do implante.

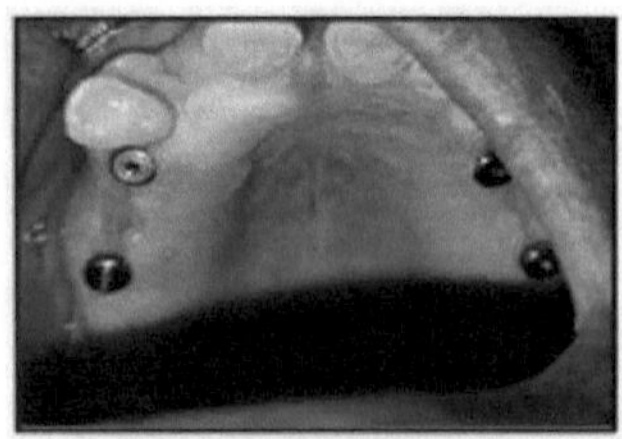

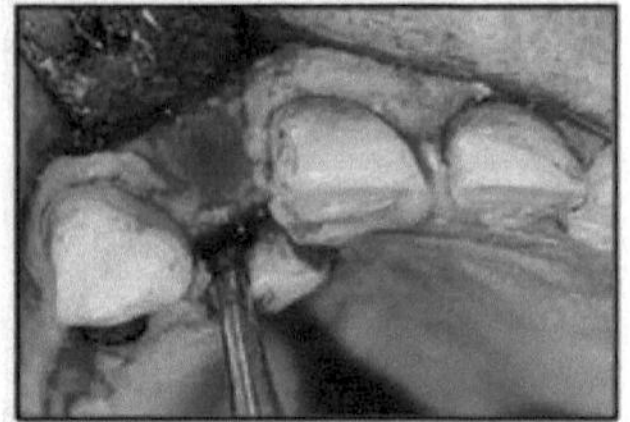

Figura 83. Vista oclusal do dente edêntulo Figura 84. Descolamento do lambeau

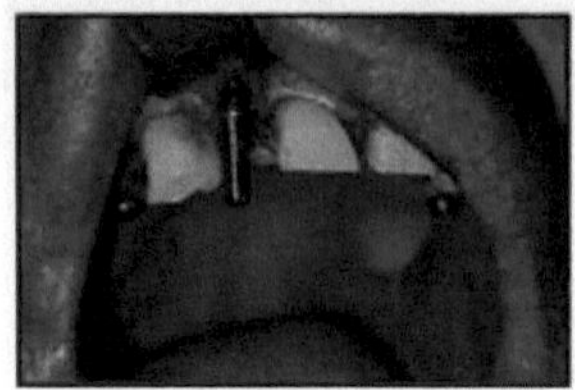

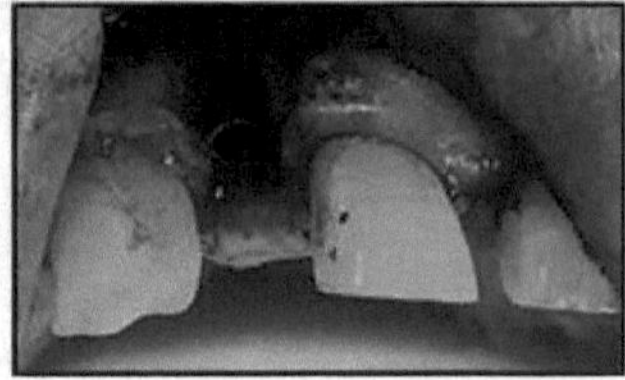

Figura 85. Colocação do implante da la 12; fenestração vestibularia ao nível do implante

- Colocação do parafuso de cobertura, dissecção do periósteo. - Preenchimento do defeito horizontal com osso particulaire bovino (BioOss granulometria média 0,5 g) e colocação de uma membrana de colagene fixada por suturas periosteais. - Fecho apertado do local sem tensão.

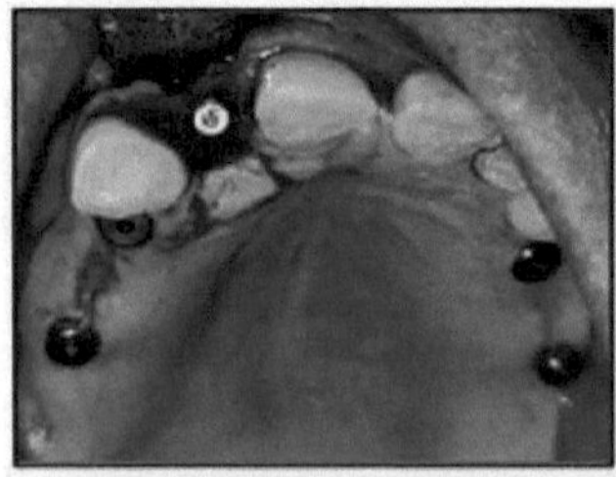

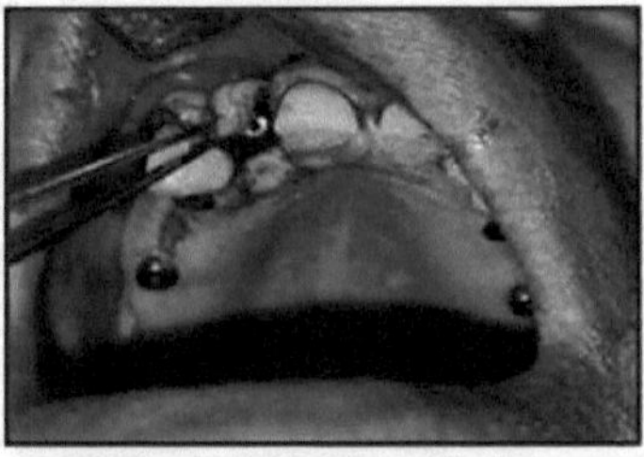

Figura 86. Parafuso de cobertura no lugar Figura 87. Dissecção do periósteo

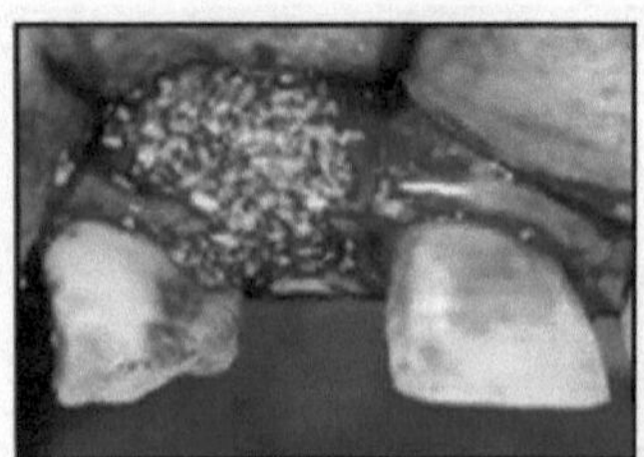

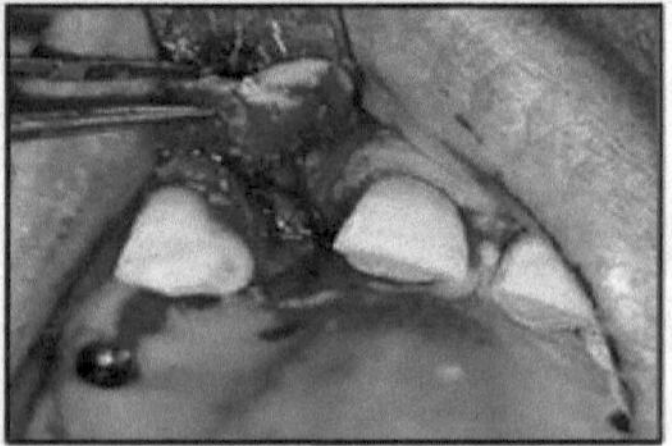

Figura 88. Preenchimento do defeito com BioOss
Figura 89. Placa da membrana de colágeno fixada por suturas periosteais

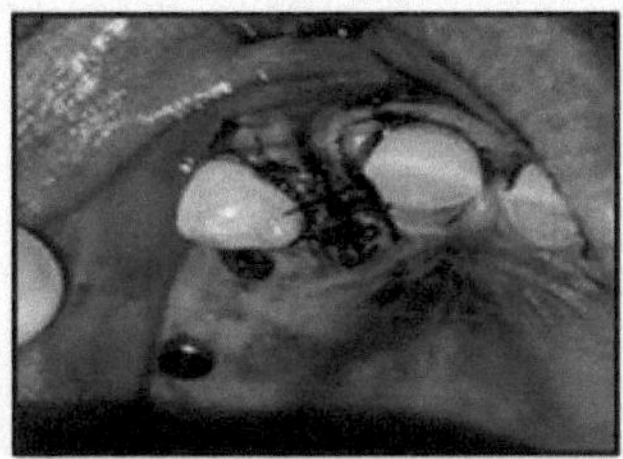

Figura 90. Suturas herméticas sans tensão no local
- Após 4 meses de colocação de um parafuso de cicatrização. - Impressão digital tirada após a colocação do Corpo de Escala, escolha do Ti-base e realisação de uma prótese transvissée em zircónia multi-layer.

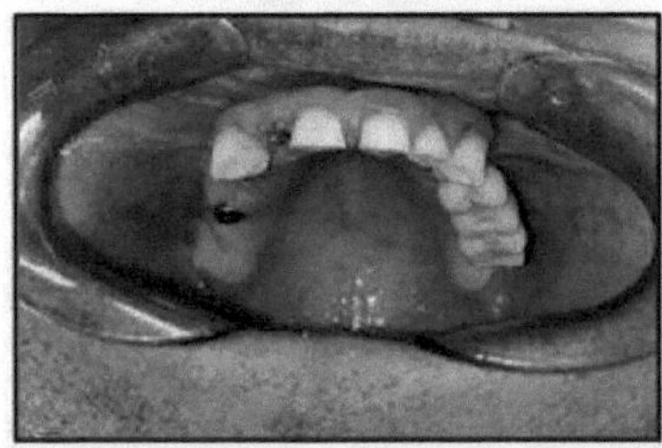

Figura 91. Colocação do parafuso de cura

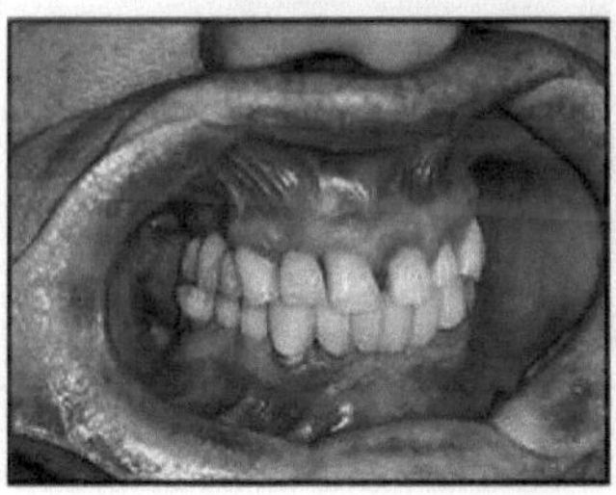

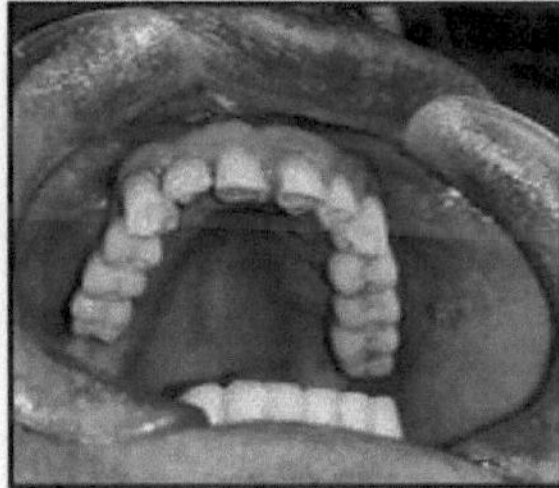

Figura 92. Coroa de zircónia aparafusada; uma vista frontal e uma vista oclusal

CONCLUSÃO

CONCLUSÃO

A gestão de defeitos ósseos horizontais é um grande desafio na implantologia dentária. Nesta tese, explorámos uma série de casos clínicos e realizámos uma revisão aprofundada da literatura existente sobre este assunto. Os nossos resultados realçaram a importância de ter em conta as diferentes técnicas de preenchimento ósseo e os materiais de regeneração óssea disponíveis para tratar eficazmente este tipo de defeito.

Os nossos casos clínicos ilustram a aplicação bem sucedida de várias abordagens cirúrgicas e terapêuticas, destacando o impacto positivo destas intervenções na qualidade de vida dos pacientes. Para além disso, a nossa revisão da literatura destacou os recentes avanços na gestão dos defeitos ósseos horizontais, proporcionando aos profissionais opções mais diversificadas e informadas para o tratamento deste tipo de defeitos.

Em conclusão, qualquer que seja a causa da perda dentária, esta será sempre acompanhada de reabsorção óssea, resultando num defeito ósseo inicialmente horizontal. Este defeito deve ser identificado durante a fase de planeamento, utilizando o feixe cónico, que é o padrão de ouro para a análise pré-implantar, permitindo que o implante seja posicionado na posição ideal para a futura prótese.

Quando se trata de corrigir defeitos ósseos horizontais, é essencial comparar várias técnicas para determinar qual é a mais adequada para cada caso clínico. Uma das técnicas mais utilizadas é a regeneração óssea guiada (ROG), que tem registado progressos significativos nos últimos anos. A ROG consiste na utilização de membranas de PTFE não absorvíveis ou membranas reabsorvíveis constituídas maioritariamente por colagénio, juntamente com materiais de preenchimento autógenos, alogénicos, xenogénicos ou aloplásticos, com o objetivo de favorecer a regeneração óssea na cavidade atrofiada, mantendo um espaço cicatricial favorável à neoformação óssea. Estas técnicas têm a vantagem de serem menos invasivas do que os enxertos e obtiveram taxas de sucesso elevadas em numerosos estudos clínicos. Outra abordagem

consiste na utilização de enxertos de aposição de osso autógeno. Este enxerto ósseo autógeno pode ser colhido intra-oralmente ou extra-oralmente e, em seguida, será fixado utilizando várias técnicas de cofragem, oferecendo assim resultados favoráveis de correção do volume ósseo. A técnica de enxerto de aposição tem demonstrado a sua eficácia ao longo das décadas. Foi amplamente documentada e pode ser utilizada para restaurar volumes significativos mesmo nas crateras residuais reabsorvidas mais finas. No entanto, é de salientar que esta técnica tem a taxa de reabsorção mais elevada, bem como uma taxa mais elevada de complicações pós-operatórias do que outras abordagens terapêuticas. A última técnica é a expansão crestal, um procedimento que envolve a divisão da cratera óssea sagitalmente, espalhando as corticais e recuperando o volume ósseo através do centro. Esta técnica pode permitir a colocação de implantes dentários no mesmo ato cirúrgico, mas só é aplicável a cratas com uma espessura residual superior a 3 mm. Atualmente, é cada vez mais desaconselhada a utilização desta técnica devido às dificuldades per-operatórias que pode causar, como a dificuldade em preservar o periósteo e complicações pós-operatórias como a reabsorção óssea. De acordo com a literatura, não existem grandes diferenças entre as diferentes técnicas no que respeita aos resultados do aumento ósseo. Nenhuma técnica é privilegiada em relação às outras, tendo cada uma delas as suas vantagens e desvantagens. A escolha de uma determinada técnica depende essencialmente das caraterísticas e especificidades de cada caso clínico e da preferência do cirurgião.

Em conclusão, a gestão de defeitos ósseos horizontais continua a ser um campo em constante evolução, e esta tese ajudou a enriquecer a base de conhecimentos atual, ao mesmo tempo que oferece perspectivas promissoras para o futuro desta disciplina.

REFERÊNCIAS

REFERÊNCIAS

1. **Poline JM.** Reabsorção óssea pós-extração.

2. **Chappuis V, Araujo MG, Buser D.** Relevância clínica das alterações dimensionais do osso e dos tecidos moles pós-extração em locais estéticos.

3. **Seklouli I.** Destino do local da extração dentária: Gestão da reabsorção óssea pós-extração (Revisão da literatura).

4. **Couso-Queiruga E, Stuhr S, Tattan M, Chambrone L, Avila-Ortiz G.** Alterações dimensionais pós-extração: uma revisão sistemática e meta-análise.

5. **Bodic F, Hamel L, Lerouxel E, Basle MF, Chappard D.** Revisão Bone loss and teeth (Perda óssea e dentes).

6. **Sharan A, Madjar D.** Pneumatização do seio maxilar após extracções: um estudo radiográfico. 2008.

7. **Guervin L.** Gestão de defeitos ósseos na região anterior do maxilar em casos de desdentados isolados.

8. **Locatelli LH.** Enxertos ósseos autógenos para implante.

9. **Dietrich T, Ower P, Tank M et al.** Diagnóstico periodontal no contexto do sistema de classificação de doenças e condições periodontais de 2017 - implementação na prática clínica.

10. **Jepsen S, Caton JG, Albandar JM et al.** Manifestações periodontais de doenças sistémicas e condições de desenvolvimento e adquiridas: relatório de consenso do grupo de trabalho 3 do Workshop Mundial de 2017 sobre a Classificação de Doenças e Condições Periodontais e Peri-Implantares.

11. **Kubota M, Yanagita M, Mori K et al.** The effects of cigarette smoke condensate and nicotine on periodontal tissue in a periodontitis model mouse.

12. **Nasseh I, Al-Rawi W.** Tomografia computorizada de feixe cónico.

13. **Wang SH, Hsu JT, Fuh LJ, Peng SL, Huang HL, Tsai MT.** Nova classificação para o tipo de osso em locais de implantes dentários: um estudo de tomografia computorizada dentária.

14. **Fradin M.** Techniques d'augmentation transversale du volume osseux a visee implantaire. Estes: Chir. Dent. Marseille : Aix-Marseille Universite : 2019.

15. **3dcelo**.com [Internet]. Planeamento de implantes: colocação de implantes [cited 2024 May 31]. Disponível em: https://www.3dcelo.com/blog/planification- implant-placing-implants.

16. **Margossian P, Mariani P, Laborde G.** Guias radiológicos e cirúrgicos em implantologia.

17. **Benhamou A, Kleinfinger I.** Estudo pré-protético e pré-implantar.

18. Buser D. 30 anos de regeneração óssea guiada.

19. **Benic GI, Hammerle CH.** Aumento do osso horizontal por meio de regeneração óssea guiada. Periodontol 2000. 2014;66(1):13-40.

20. Global D [Internet]. Regeneration osseuse guidee [citado 2024 maio 31]. Disponível em: https://www.globald.com/articles/regeneration-osseuse-guidee/.

21. **Tolstunov L, Hamrick JFE, Broumand V, Shilo D, Rachmiel A.** Técnicas de aumento ósseo para a deficiência horizontal e vertical do rebordo alveolar em implantologia oral. Oral Maxillofac Surg Clin North Am. 2019;31(2).

22. **Wang HL, Boyapati L.** Princípios "PASS" para uma regeneração óssea

previsível. Implant Dent. 2006;15(1):8-17.
23. Carames JM, Vieira FA, Carames GB, Pinto AC, Francisco HC, Marques DN. Regeneração óssea guiada na maxila atrófica edêntula usando mineral ósseo bovino desproteinizado (DBBM) combinado com fibrina rica em plaquetas (PRF) - um estudo prospetivo. J Clin Med. 2022;11(3).
24. Manutenção do espaço em aumentos de rebordo localizados utilizando regeneração óssea guiada com tecnologia de parafusos de fixação.
25. Maujean E, Struillou X. Colocação de implantes na maxila: uma revisão.
26. Misch CM. Utilização do ramo mandibular como local doador para enxerto ósseo onlay.
27. Pierrefeua A, Sauvigne T, Cresseaux P, Jeanniot PY, Breton P. Pre
técnica de cofragem de enxerto ósseo implantado para edentulismo mandibular posterior: entre enxerto onlay e regeneração.
28. Nielsen HB, Starch-Jensen T. Aumento do rebordo lateral na parte posterior da mandíbula com um enxerto de bloco de osso autógeno colhido do ramo mandibular ascendente. Um estudo retrospetivo de 10 anos.
29. Torres Y, Raoul G, Lauwers L, Ferr J. A utilização de enxerto ósseo onlay para a restauração de implantes no maxilar anterior extremamente atrófico.
30. Demetriades N, Park JI, Laskarides C. Técnica alternativa de expansão óssea para colocação de implantes em maxilas e mandíbulas edêntulas atróficas. J Oral Implantol. 2011;37(4):463-71.
31. Wen S, Miaozhen W, Feng L. Um caso de extração de dentes e implantes imediatos com a aplicação da técnica de divisão do rebordo no rebordo alveolar mandibular anterior.
32. Coatoam GW, Mariotti A. O procedimento de divisão de crista segmentar. J Periodontol. 2003;74(5):757-70.
33. Nishioka RS, Souza FA. Espalhamento ósseo e dilatação padronizada de osso reabsorvido horizontalmente: considerações técnicas.
34. Anitua E, Begona L, Orive G. Expansão controlada da crista utilizando uma técnica de crista dividida em duas fases com cirurgia óssea ultra-sónica. Implant Dent. 2012;21(3):163- 70.
35. Starch-Jensen T, Becktor JP. Expansão do rebordo alveolar maxilar com a técnica de crista dividida em comparação com o aumento do rebordo lateral com enxerto de bloco ósseo autógeno: uma revisão sistemática. J Oral Maxillofac Res. 2019;10(4)
36. Fonty A. Expansão óssea transversal pré-implantar. Estes: Chir.-Dent. Nancy 2019.
37.

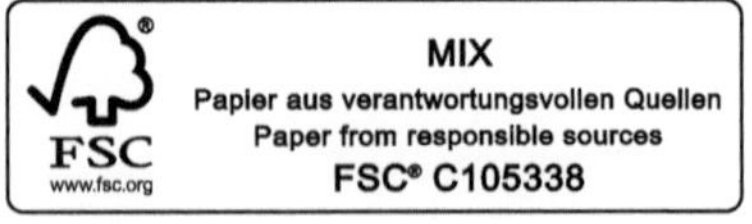

Printed by Books on Demand GmbH, Norderstedt / Germany